Susanne Klehn

67 Prozent vom Glück

Eulenspiegel Verlag

Meinen Herzensmenschen:
R.F., K.T., O.H., T.P.
sowie J.D. und A.H.
In tiefer Liebe für JMB

Jeder hat einen anderen Mut.
Das hier ist meiner.

Ein Tag im Juni: »Das ist ja mit Sicherheit nichts Schlimmes«, plappere ich munter drauflos. »Aber das hier sieht seit zwei Tagen plötzlich komisch aus und tut auch noch ganz schön weh. Da dachte ich, ich wackel mal schnell her und zeige Ihnen das!« Ich lächle den jungen Arzt vor mir betont gut gelaunt an. Er ist höchstens so alt wie ich, und ich finde, wenn Arzt und Patientin altersmäßig auf Augenhöhe sind, schleicht sich schnell ein verlegenes Gefühl mit ins Behandlungszimmer. Besonders pikant wird es, wenn die Patientin – in diesem Falle ich – mit runtergelassener Hose auf der Pritsche sitzt.

Der Oberarzt aus dem Nachbarzimmer kommt mit meiner Akte rein und mit seinem Alter auch gleich eine gesunde Portion routinierte Professionalität.

»Na Frau Klehn, was haben wir denn da?«

»Die Frau Klehn wollte uns das mal zeigen und dachte, da wackelt sie mal schnell hierher.« Der Jungarzt grinst und guckt mir dabei schelmisch ins Gesicht und dann, wieder mit Arztmiene, in Richtung Schritt. Das muss er, denn »das« ist eine seltsame Hautveränderung am sehr oberen Teil meines inneren Oberschenkels, dort, wo die Bikinizone und alles, was dazugehört, nicht weit entfernt ist. In der Zone an sich ist alles, wie es sein soll, und da ich inzwischen einen absolut soliden Lebenswandel führe, kann ich die Stelle glücklicherweise zeigen, ohne eine komplett peinliche Diagnose befürchten zu müssen.

»Dann wackeln wir jetzt mal alle zusammen direkt nach hinten in den OP!«, ordnet der Oberarzt äußerst heiter an.

»Waaas? Jetzt sofort?«

Das frage nicht ich, sondern sein junger Arztkollege. Ich gucke nur mit großen Augen zwischen den Weißkitteln und der

Stelle auf meinem möglichst lässig hindrapierten Schenkel hin und her.

»Da fackeln wir gar nicht lange, was weg ist, beißt nicht mehr!«

Der Oberarzt wedelt fröhlich mit meiner Krankenakte in der Luft und weist dann, ganz wie eine Stewardess, den Weg in den OP-Bereich.

Warum bin ich nicht einfach mit den Kindern in eine schummrige Bar gegangen, statt nach Feierabend unter die unerbittliche Neonröhre einer Arztpraxis? Bei Muschebubu fallen komische Hautveränderungen gar nicht auf, ganz davon abgesehen, dass ich sie dort wegen der delikaten Schrittnähe auch niemandem vorgeführt hätte. Jetzt kann ich hier nicht mehr abhauen. Sowohl meine Hose als auch meine Schuhe sind soeben von einer Krankenschwester entwendet worden. Stattdessen stecke ich in einem kleinen grünen Kittel, der selbst für die Bar zu kurz wäre, und schleiche mit eingezogenem Schwanz über den kurzen Gang zum OP. Ein paar Sekunden später höre ich schon, wie klappernd das OP-Besteck sortiert wird.

»Ich möchte aber wenigstens eine Happy-Hour-Betäubung«, schmolle ich gen Doktor, als wäre er nur Ober, ohne Arzt.

»Das kriegen wir hin«, schmunzelt er väterlich zurück. Ich bin beruhigt. Der Mann hat schon mehrfach Spuren von Humor gezeigt, und das schafft bei mir prinzipiell Vertrauen.

Ich seufze theatralisch und lege mich ergeben hin.

Eigentlich ist alles cool: Es ist ein sommerlicher Tag im Juni. Mir geht es, abgesehen von der bevorstehenden Spontan-OP, ziemlich spitze. Ich bin privat in guten Händen, habe einen tollen Freundeskreis, den ich übrigens für mich immer »die Kinder« nenne, und mit der Karriere läuft's auch. Vor mir liegt ein freies Wochenende, das ich nun legitim ausschließlich mit Filmegucken verbringen kann. Schließlich habe ich in wenigen Minuten eine Wunde, die zum Heilen vor allem Ruhe braucht.

Das heißt auch, ich sollte viel essen und darf, huch, gar keinen Sport machen. Ich muss grinsen: Alles in allem bin ich mit der Gesamtsituation gar nicht so unzufrieden. Wenn dieses Angstklopfen im Herzen nicht wäre …

»Die OP macht sonst der Pförtner«, zwinkert mich mein lustiger Oberarzt an.

Ich zwinkere besonders frech zurück, doch der Herr Doktor hat keinen Blick mehr für mein bemühtes Mienenspiel. Er besprüht schon wie wild meinen gesamten Schenkel mit Desinfektionsmittel. Eine Wolke des typisch-beißenden Geruchs hüllt mich ein. Plötzlich zieht die Panik mit ihren scharfen Krallen an meinen Eingeweiden.

Das hier kenne ich schon.

Das gab es schon mal.

Auch im Juni.

1. WRONG

Damals, vor fünf Jahren, fühlte ich mich wie ein Erdmännchen und benahm mich auch so: Köppi immer als Erste oben, und wenn andere trotzdem schneller oder größer waren als ich, dann war ich eben lauter. Ich hatte, nach bereits sieben Jahren beim MDR, gelernt, mich durchzusetzen und zu beweisen. Mein Studium hatte ich quasi nebenbei beendet und war zur TV-Reporterin aufgestiegen. Ich konnte also nun endlich auch noch mein Gesicht in die Kamera halten und nicht nur meine Hand mit Mikrofon. Ich fühlte mich mit siebenundzwanzig als lupenreine Journalistin und schuftete beinahe jeden Tag.

»Jetzt biste jung, jetzt musste ran!«, spornte mich auch mein Mann Toni an, besonders dann, wenn ich mich morgens vor Müdigkeit kaum aus dem Bett quälen konnte. Er war Studioleiter einer großen Fernsehproduktionsfirma, acht Jahre älter als ich und musste es deshalb wissen.

Außerdem war da noch die Excel-Tabelle. Toni hatte die eingeführt, nachdem wir vor einem Jahr, auch im Juni, mit Riesen-Tamtam in einem Luxushotel an der Ostsee geheiratet und uns zusätzlich mit einer Eigentumswohnung im Leipziger Zentrum verwöhnt hatten. Das Geld dafür kam größtenteils von der Bank. Aber wir verdienten beide gut, hatten weder Kind noch Auto; Toni fuhr Dienstwagen und ich Straßenbahn; und deshalb gab die Bank sehr gerne. Das Problem war: Ich auch! Allerdings nicht aufs Tilgungskonto, sondern an der Kasse von Klamottengeschäften. Und genau da setzte die Excel-Tabelle an. Als verantwortungsbewusster Ehemann trug Toni dort akribisch alle meine Ausgaben ein. Dafür musste ich jeden Sonntag meine Kontoumsätze vortragen. Ich hasste die Tabelle, denn sie stand am Ende nie zu meinen Gunsten und Toni fand ich in diesen

Minuten des Rapports immer doof. Die vier Jahre vor der Hochzeit hatten wir uns ausgesprochen unspießig verhalten, und besonders Toni schaute überall hin, bloß nicht aufs Geld. Das hatte mir sehr imponiert. Nun warf mir derselbe Mann, der mich gelehrt hatte, das Leben locker zu sehen, immer wieder vor, dass ich durch meinen aufwendigen Kleidungsstil kaum noch Kohle hatte, um meinen Anteil der Wohnungsrate zu tilgen. Um Toni zu besänftigen, kümmerte ich mich um noch mehr Dienste beim MDR und produzierte nachts auch noch Wochenserien für diverse Privatsender bei einer freien Firma. Ich war also dauermüde, quengelig, überdreht – und ging als Ausgleich noch mehr shoppen. Jeder Burnout-Experte und jeder Schuldnerberater hätte mein Handeln als klassischen Teufelskreis beschrieben.

Und dann war ein paar Wochen zuvor etwas passiert, sozusagen zusätzlich. Ich will nicht sagen, dass die Excel-Tabelle schuld war, aber sie wirkte mit Sicherheit unterstützend. Ich hatte mich verknallt. Hals über Kopf. Boden wegziehend. Atem raubend. Vorher noch nie dagewesen. So überwältigend, dass ich schon anfing, meine Hochzeit zu bereuen.

Max war Schauspieler. Ich hatte ihn, ganz Klischee, bei einem Fernsehdreh kennengelernt. Ich sollte einen Beitrag über ein neues Lifestyle-Hochglanzheft machen, und Max stand in der zweiten Ausgabe des Magazins im Mittelpunkt: mehrseitiger Artikel mit Fotostrecke. Für den Dreh wurden Teile des Shootings noch mal nachgestellt. Wir trafen uns dafür in der Lobby eines Dresdner Top-Hotels: der Fotograf, eine Heftredakteurin, mein Kamerateam und ich. Und Max.

Schon als sich bei der Begrüßung zum ersten Mal unsere Blicke trafen, schickte mir mein Körper eindeutige Signale. Ich fühlte mich, als wäre ich ein Magnet und Max eine Kühlschranktür. Auf gut Deutsch: Ich war über die Maßen von ihm angezogen und ziemlich schnell ziemlich horny, was absolut ungewöhnlich für mich war. Schließlich war es ein dienstliches Zusammentreffen, und allgemein war ich bei Männern sonst immer sehr beherrscht. Hier kicherte ich alsbald begeistert über Max' wohldosierte Scherze. Er war witzig, sprachlich geschickt, erschien mir klug – und hatte die sinnlichsten Lippen, die ich je bei einem Kerl gesehen hatte. Und er kaufte mir in der Mittagspause beim Bäcker ungefragt zwei Milchbrötchen. Die liebe ich besonders. Ich zog den Dreh künstlich in die Länge. So viele Schnittbilder wie da hatte ich noch nie in petto, was sowohl vor Ort beim Team als auch später beim Cutter für hochgezogene Augenbrauen sorgte. Doch mir war das alles egal: In mir explodierte gerade etwas. Als Max mir beim Abschied seine Mailadresse gab und ich sie gierig aufschrieb, täuschten wir beide professionelle Gründe vor. Ich wedelte dabei zusätzlich übertrieben mit meiner rechten Hand. Dort trug ich meinen noch sehr neu glänzenden Ehering.

Doch schon bald konnten wir auf den keine Rücksicht mehr nehmen. Ich vertuschte Zusatzausgaben wie Zugfahrten in gehobene Hotelbetten exceltabellenkonform als Dienstreisen und extra heiße Höschen als Requisiten für Drehs, die ich erst mal auslegen musste. Glücklicherweise war Toni viel zu beschäftigt, um dabei Betrug zu wittern.

Ich fühlte mich in diesen Wochen wie »Queen of fucking everything«: Immer obenauf, verliebt, verrucht und durch die Kombination von Doppelschichten und Doppelmoral auch ein bisschen verschlissen. So fühlt sich Leben an, dachte ich. Und dann, an einem Montag Anfang Juni, klingelte um 11.07 Uhr mein Telefon.

»Hallo, hier ist die Frau Dr. W.. Können Sie mal bitte in meine Praxis kommen?«

Ich lag im Joggingbüxchen auf meiner Couch und wollte gerade ein kleines Nickerchen machen. Zur Arbeit musste ich an diesem Tag ausnahmsweise erst später, doch trotz Ausschlafens war ich schon wieder total kaputt. Hinter mir lagen zwei wilde Nächte in der Hauptstadt, und in mir nagte auch noch fieser Abschiedsschmerz. Max war für ein dreimonatiges Theaterengagement an den Arsch der Welt gedüst, wir würden uns eine ganze Weile nicht sehen können. Ich hatte Liebeskummer und war müde, und nun bimmelte auch noch meine Hautärztin in diesen schlaffen Vormittag und verlangte, dass ich mich sofort anzog und zu ihr kam.

Dabei war doch schon vor fünf Tagen alles erledigt worden: Frau Dr. W. hatte mir einen Leberfleck am Rücken entfernt. Ich fand ihn nicht hübsch und wollte doch gerade jetzt, in der vielleicht aufregendsten Phase meines Lebens – der als Geliebter – perfekt sein. Der Schnitt war so mini, dass ich schon drei Tage später unbeschwert durch die Federn toben konnte. Deshalb fand ich es nahezu rührend, dass sich meine Ärztin so liebevoll um mich kümmern wollte. Es lohnte sich eben immer wieder, dass ich beim Fernsehen war!

»Ach Mensch, wie lieb, Frau Doktor! Die Wunde tut gar nicht mehr weh und sieht gut aus. Hab vorhin erst mit dem Handspiegel nachgeguckt. Außerdem muss ich gleich los, die sächsische Weinkönigin wird gekürt – und ich bin als Reporterin vor Ort!«

Frau Dr. W. interessierte sich immer sehr für meine Arbeit, und ich nutzte jede Gelegenheit, um meine Bildschirmtätigkeiten anzupreisen. Außerdem war ich hundemüde und hoffte, mit meiner vorgetäuschten Geschäftigkeit um den Gang in ihre Praxis zu kommen. Ich unterdrückte angestrengt ein Gähnen und merkte trotzdem sofort, dass sich die Stimmung in der Leitung änderte.

»Dann sagen Sie der Weinkönigin mal bitte ab und kommen zu mir!«

Ich setzte mich auf. Dieses Gespräch wurde zunehmend merkwürdig.

»Na, Frau Dr. W., das geht so nicht. Ich kann doch nicht einfach absagen, wer dreht denn dann da?«

»Frau Klehn, da wird sich schon jemand finden. Sie müssen jedenfalls erst einmal dringend zu mir!«

»Warum denn? Was ist denn?«

Meine Stimme klang ganz klein.

»Das besprechen wir gleich bei mir. Kommen Sie jetzt, bitte, ja? Und wenn es geht, bringen Sie sich jemanden mit. Bis gleich!«

»Bis gleich«, schluchzte ich in mein Handy. Die Tränen kamen einfach so und wie auf Knopfdruck. Da hatte Frau Dr. W. aber schon aufgelegt.

Ich guckte fassungslos in meinem riesigen Wohnzimmer umher, das so aussah, als wäre es aus »Schöner Wohnen«. Monatelang hatten Toni und ich diese Wohnung entworfen. Vor zwei Jahren war das alles nicht mehr als eine marode Stelle in einem kaputten Dachstuhl gewesen, jetzt saß ich in einem Super-Penthouse mit allem Pipapo. Verrückterweise war ich ganz selbstverständlich davon ausgegangen, dass mich eine luxuriöse Hülle vor sämtlichen Widrigkeiten des Lebens schützen könnte. Nun merkte ich, dass ich weder den Kamin noch die Kochinsel zur Ärztin schicken konnte, und kam mir sehr dumm vor.

»Bringen Sie sich jemanden mit …« Ich starrte, immer noch heulend, auf mein Handy. Es gab nur einen, den ich dringend anrufen wollte. Stattdessen wählte ich Tonis Nummer, der, völlig ungewohnt, sofort ranging. Sonst wartete ich manchmal Stunden auf seinen Rückruf, aber nun versprach er, sofort nach Hause zu kommen.

Zwanzig Minuten später saßen wir im Auto auf dem Weg zur Hautarztpraxis. Es war warm und sonnig, und ich heulte und zitterte.

»Nun bleib mal ruhig. Das ist vielleicht gar nichts weiter!« Für den letzten Satz spannte Toni sehr stark seine Kiefermuskeln an. Das machte er immer, wenn's brenzlig wurde, und daher auch sehr oft bei unseren Stelldicheins mit der Excel-Tabelle.

»Gar nichts weiter?«, kreischte ich hysterisch in sein Ohr. »Und deshalb macht die so einen Aufriss und so eine Geheimnistuerei? Das sieht man doch in Filmen, dass das was ganz Schlimmes ist, wenn Ärzte so komische Anrufe machen! Der Anruf, das war wie im Film!«

Seit ich aufgelegt hatte, spürte ich mit einer unfassbaren Gewissheit, dass gerade eine Lawine auf mich zurollte. Mit einer Wucht, die mich komplett umhauen würde. Ich WUSSTE, dass es nur eine schlimme Krankheit sein konnte. Die schlimmste, um genau zu sein.

»Bitte, bitte, bitte, lieber Gott, bitte lass es nicht zu spät sein. Bitte lass es noch rechtzeitig sein, lieber Gott. Ich mache alles!«

Ich betete tatsächlich und wie von Sinnen. Ich betete so sehr, dass die Knöchel meiner gefalteten Hände ganz weiß gegen meine Haut drückten. Ich war nicht in der Kirche und weder gläubig noch spirituell, aber ich brauchte Beistand, und zwar den größten, den es geben konnte.

»Jetzt hör doch mal auf, Mensch! Wir sind hier nicht im Film!«

Toni war durch meine überbordende Hysterie ziemlich schnell überfordert. Er haute mit der Hand aufs Lenkrad und gleich danach aufs Autoradio. In meine Gebete plärrte wuchtartig Dave Gahan:

Wrong
Wrong
There's something wrong with me chemically
Something wrong with me inherently
The wrong mix in the wrong genes
I reached the wrong ends by the wrong means
It was the wrong plan in the wrong hands
With the wrong theory for the wrong man
The wrong eyes on the wrong prize
The wrong questions with the wrong replies

Die Wahrheit des Textes traf mich wie ein Schlag: »Der falsche Mix in den falschen Genen, der falsche Plan in den falschen Händen ...« Falsch, falsch, falsch. Obwohl ich Depeche Mode sehr mochte, war die Musik plötzlich düster und gruselig. Das Lied nahm mir die letzte Luft zum Atmen. Ich konnte nur noch brüllen: »Kannst du das bitte mal ausmachen?«

»Aber wir gehen doch heute Abend aufs Konzert ... Ich dachte, das lenkt dich vielleicht ab.«

Toni jammerte nun auch ein bisschen. Woher sollte er in dieser fremdartigen, beängstigenden, komplett falschen Situation denn wissen, was er machen sollte? Ich fand allerdings das Autoradio anzu stellen definitiv »wrong«.

»Höchstwahrscheinlich gehe ich nie wieder auf Konzerte und erst recht nicht heute Abend!«

Pathos fand ich schon immer gut, und während ich diese schwergewichtigen Worte aussprach, drängte sich eine Erinnerung in meinen Kopf: Im März, also erst drei Monate vorher, waren Toni und ich bei einem Konzert von PINK in der Leipziger Arena gewesen. Einer meiner engsten Freunde, Oliver, arbeitete beim Radio und konnte mir auf den letzten Drücker noch Karten besorgen, Sitzplätze ganz vorne an der Bühne, top Sicht. Während ich selbstzufrieden in einem extra neu erworbenen Outfit auf den Konzertbeginn wartete, setzte sich ein Pärchen auf die zwei freien Plätze neben mir. Die Frau war ziemlich jung und sah sehr fertig aus. Sie hatte weder Wimpern noch Augenbrauen, und um den Kopf hatte sie ein buntes Tuch gewickelt. Es war offensichtlich, dass sie gerade mitten in einer Chemotherapie steckte und allein der Weg zu den Plätzen ihr große Anstrengung bereitete. Als sie sich hinsetzte, trafen sich unsere Blicke – und damals schien es mir für ein paar Sekunden fast so, als würde sie MICH bedauern und nicht umgekehrt. Das fühlte sich total verrückt an. Ich verdrängte die unangenehme Situation sofort. Jetzt, im Auto, an der letzten Ampel vor der Hautarztpraxis, fiel es mir wie Schuppen von den Augen: Todkranke erkennen einander. Anders konnte es gar nicht sein. Ich stöhnte laut auf. Toni spannte die Kiefermuskeln an.

Als wir in der Praxis ankamen, war ich so voller Angst, dass ich leise vor mich hin wimmerte. Die Schwester führte uns sofort am übervollen Warteraum vorbei in ein Sprechzimmer. Ihre Lippen waren aufeinandergepresst, ihre Blicke wichen mir aus.

»Was ist denn nur?«, flüsterte ich tränenerstickt.

»Frau Doktor kommt gleich.«

Und damit ließ sie uns alleine. Während wir warteten,

beantwortete Toni Mails auf seinem Communicator. Ich presste mir mein inzwischen völlig vollgerotztes Taschentuch ins Gesicht, denn mir fiel schon wieder etwas ein: Vor Kurzem, auf einer Redaktionsparty, hatte ich mich mit meiner besten Freundin Kristin, die mit mir beim Sender arbeitete, ziemlich beklingelt in die Teeküche zurückgezogen. Ich beichtete ihr meine Affäre mit Max. Wie es sich für eine richtige Freundin (und Trauzeugin!) gehört, schüttelte Kristin mahnend ihre langen Locken und wies mich auf meine noch junge Ehe hin. »Ich weiß«, sagte ich schon leicht lallend, »aber ich habe gerade das Gefühl, als komme was ganz Schlimmes auf mich zu und das Schicksal belohnt mich davor noch mal!« Der Gedanke kam mir, so wie betrunkene Gedanken eben manchmal kommen, einfach so, aus dem Nichts. »Du spinnst total. Was ist denn das für eine Ausrede?« Kristin lachte, und dann stießen wir aufs Leben an.

Im Sprechzimmer ging endlich die Tür auf.

Frau Dr. W.'s Mund war genauso schmal wie der der Arzthelferin. Zwei böse Vorahnungen. Zwei Strichmünder. Ich wusste genau, was sie mir sagen wollte. Es traf mich trotzdem wie ein Keulenschlag.

»Frau Klehn, den Leberfleck hatten wir ja in die Histologie geschickt. Und, naja. Susanne, das ist ein schwarzer Hautkrebs. Es tut mir wirklich leid!«

»Muss ich jetzt sterben?«

Der Satz war draußen, ehe ich ihn bewusst denken konnte. Die Antwort war furchtbar.

»Das weiß ich nicht.«

»Was? Sie sind doch meine Ärztin?!«

»Wir müssen ganz schnell ganz viele Untersuchungen machen, und wir gehen natürlich erst mal vom Allerbesten aus. Aber wir müssen gucken, wie weit der Krebs schon ist. Und ehe wir das nicht wissen, können wir noch gar nichts sagen. Das ist leider so.«

Mein Kopf war leer, ganz leer. Alle Tränen waren schon auf dem Weg hierher geweint. Ich fühlte mich wie in einem Vakuum. Das konnte doch nicht ...

»Meine Geburtstagsparty findet statt!«, schrie ich plötzlich durch den Behandlungsraum.

In nur vier Tagen würde ich – hoffentlich noch – achtundzwanzig werden, und alle waren schon eingeladen. Meine Partys galten seit Jahren als Happening, zu dem kommen durfte, wer auch nur halbwegs meinen Dunstkreis streifte. Und es war auch noch der erste Geburtstag in der neuen Luxusbutze! Plötzlich hatte ich das Gefühl, dass von dieser Feier alles andere abhing.

»Toni, meine Geburtstagsparty findet statt!«, flehte ich noch einmal flüsternd. Toni guckte wie ein angeschossenes Reh und konnte nichts sagen. Nur nicken und mit dem Kiefer mahlen.

»Ja, das finde ich gut, machen Sie das!« Frau Dr. W. versuchte statt Strichmund nun ein aufmunterndes Lächeln. »Feiern Sie am Freitag Ihren Geburtstag. Aber heute müssen wir erst mal Ihre weitere Behandlung anschieben. Ich empfehle Ihnen die Uniklinik, die Leute von der Haut kenne ich alle, und die sind sehr gut!«

»Sind die auch nett?«, fragte ich voller Angst.

»Ja, die sind sehr nett! Soll ich da gleich mal anrufen?«

»Ja. Mir ist schlecht, kann ich bitte ein Wasser haben?«

Da kriegte man den Schock seines Lebens und es gab nicht mal was zu trinken dazu.

Als die Arzthelferin mir schließlich ganz traurig einen Kaffeepott mit Leitungswasser brachte, gingen meine Tränenschleusen wieder auf. In dieser hilflosen Geste steckte doch mein gesamtes Elend: Die Tatsache, dass ich aus einer privaten Frühstückstasse vom Praxisteam trank, führte mir nur zu deutlich vor Augen, dass Fälle wie der meine hier alles andere als alltäglich waren. Sonst hätte es doch wohl Wassergläser für frisch Krebsdiagnostizierte gegeben!

»Fahren Sie gleich in die Hautklinik, die schieben Sie rein. Und danke, dass Sie mitgekommen sind.« Der letzte Satz ging Richtung Toni, der immer noch nur nicken konnte. Seine Backen pulsierten regelrecht.

Wie erschlagen blieben wir beide sitzen.

»Es tut mir wirklich unendlich leid. Aber bis jetzt ist noch gar nichts entschieden! Das hier ist Ihr Befund, den geben Sie bitte den Ärzten in der Uniklinik, mit einem lieben Gruß von mir. Alles Gute, und wir sehen uns!«

Ich starrte auf den großen Umschlag, den mir Frau Dr. W. in die Hand gedrückt hatte. Er war zugeklebt und besiegelte so nicht nur mein Schicksal, er versiegelte es auch. Aber auf dem gelben Überweisungszettel standen groß zwei Worte: »Malignes Melanom.«

Wie in Zeitlupe ging ich hinter Toni durch das krachend volle Wartezimmer. Diesmal hatte ich das Gefühl, dass jeder Patient mich anstarrte. War das Ärger, weil ich mich vorgedrängelt hatte? Oder ahnungsvolles Mitleid?

Zurück auf der Straße fetzte ich als Erstes den Umschlag auf. Das war schließlich mein Befund aus meinem Körper. Ich empfand es als Unart, dass so was zugeklebt überreicht wurde.

Ein zweiseitiges Fax kam zum Vorschein: »Institut für Pathologie« stand im Briefkopf, darunter gleich vier verschiedene Ärztenamen. Daneben ein Siegel: »Qualitätsmanagement. Wir sind zertifiziert.« Ich wusste nicht, ob ich mich darüber freuen sollte. Ohne Qualitätssiegel wäre das ganze Theater vielleicht ein riesengroßer Irrtum! Aber das

Siegel war da, und der Patientenname lautete: Susanne Klehn, geboren am 12.06.1981. War leider alles richtig.

In dem Befund stand, dass mein komischer Leberfleck in der »Flanke links« ein »noduläres Melanom« war. Außerdem stand da, neben zahlreichen medizinischen Fachbegriffen und Zahlenwerten, noch etwas von einer »subepidermalen Spaltbildung« des Tumors und von einem »Clark-Level IV«.

Ich verstand nur Bahnhof. Und wollte den Befund schon wütend zusammenfalten, als ich am allerletzten Satz des Schreibens hängenblieb. Und dessen Inhalt war auch für jeden Laien klar ersichtlich:

Wir empfehlen die konsequente onklogische Nachbetreuung der Patientin.

Onkologie, da stand es. Das Wort, das mir schon immer einen Schauer über den Rücken gejagt hatte, zumindest, seit ich wusste, welche Fachrichtung sich dahinter verbarg. Auf dem Weg zur Straßenbahn musste ich jeden Morgen an einer onkologischen Praxis vorbei. Wenn mein Blick auf das Schild fiel, dachte ich: »Die armen Schweine, die da hin müssen.« Jetzt war ich selber so ein armes Schwein.

Wir standen immer noch direkt vor dem Eingang der Hautarztpraxis. Toni guckte hilflos in die Luft.

»Hier, lies mal bitte meinen Befund. Ich muss telefonieren.«

»Das kannst du doch im Auto machen ...«

»Nee, ich will einfach drei Schritte gehen. Du kannst ja im Auto auf mich warten.«

So weit kam es noch, dass ich vor Toni meinem Lover steckte, dass ich – ja, was eigentlich? Schwer krank war? Aus dem Verkehr gezogen? Bald sterben musste?

Natürlich hatten Max und ich mehrfach über den Mini-Eingriff gesprochen, vorher und nachher, und Max kannte den Leberfleck auch ziemlich gut. Um genau zu sein, war er der Grund, warum ich damit überhaupt zum Arzt ging: Bei einem unserer Dates fuhr er mir leidenschaftlich über den Rücken, und das Ding fing sofort wie verrückt an zu bluten. Ich hatte mich in Grund und Boden geschämt, als wir statt eines Kondoms mehrere Pflaster anlegen mussten. Wahrscheinlich war die komische Spaltbildung aus dem Befund die Folge dieser missglückten Liebesnacht, dachte ich wehmütig. Das würde es nun alles nicht mehr geben, zumindest nicht mit Max. Wir waren zwar ziemlich verschossen ineinander. Aber ich war auch verheiratet und machte außer Worten nicht viele Anstalten, mich zu trennen. Und jetzt noch schwer krank. Das musste selbst für den coolsten Mann zu viel sein. Max konnte sich seine Gespielinnen aussuchen, auch da machte ich mir nichts vor.

Schweren Herzens wählte ich seine Nummer. Es klingelte und klingelte. Max ging nicht ran. Aber er musste es wissen. Jetzt!

Aber wie? Heulend auf die Mailbox sprechen, das ging nicht. Max nannte mich schon seit längerem immer wieder mal »sein kleines Pathosmonster« und hatte damit gar nicht so unrecht. Ich war dem großen Drama wahrlich nicht abgeneigt. Deshalb wollte ich nun, wo es wirklich ernst war, mit Vernunft und Sachlichkeit bestechen.

Ich tippte eine SMS mit drei Worten »Ich habe Krebs«. Dann stellte ich für die Autofahrt mein Handy stumm. Nicht gerade die feine englische Art, aber was sollte ich tun? Ich hatte Krebs. Da gab es nicht viel drumrumzureden. Und so hatte Max gleich ein bisschen Zeit, sensibel seinen Abschied aus unserer Affäre zu formulieren. Dass er mich verlassen würde, war mir klar. Nun würde sich wenigstens mein privates Chaos ordnen: Durch die Krankheit fände ich zurück in die Arme meines treusorgenden Ehemannes und würde, so lange ich überhaupt noch lebte, mit einem melancholischen Lächeln an die heißeste Zeit meines Lebens zurückdenken.

»Ich muss dann noch ein paar Mal telefonieren«, sagte ich vorausplanend zu Toni, der, meiner Anweisung gemäß, schon im Auto saß und wieder Depeche Mode hörte.

»Wir müssen die Karten noch abholen, sonst sind die weg.«

Ich war zutiefst beleidigt. Wie konnte er in diesem Moment an die Konzertkarten denken!

»Ich bin ja jetzt wohl wichtiger. Ich muss ins Krankenhaus, weil ich KREBS habe! Da sind mir die Karten doch scheißegal! Ich komme da heute Abend sowieso nicht mit!«

»Das war doch nicht so gemeint. Ich weiß doch auch nicht ...«

Wir fuhren durch den sonnigen Tag, und ich wollte mit beinahe jedem tauschen, der da am Straßenrand stand. Sonst fand ich mich immer viel knorker als alle anderen. Heute nicht.

Ich guckte mich im Seitenspiegel an: Weil vor gerade mal einer Stunde alles so schnell gehen musste, hatte ich mir ein graues Schirmmützchen über den ungemachten platinblonden Bob gestülpt. Mützen, Hüte und Tücher auf dem Kopf, das mochte ich eigentlich sehr. Heute hasste ich es plötzlich. Musste ich bald ständig was auf dem Kopf tragen, weil ich keine Haare mehr haben würde? So wie die Frau beim PINK-Konzert?

Ich klappte die Sonnenblende vor mir runter und den dort integrierten kleinen Spiegel auf, um mich noch genauer zu betrachten. Ich sah verweint aus und übermüdet, ich hatte Augenringe, aber nicht eine einzige Falte. Mit 27 sah ich aus wie 24 und wurde oft sogar noch jünger geschätzt. Das würde nun sicher bald vorbei sein. Der Kampf gegen die Krankheit würde tiefe Spuren in mein Gesicht graben. Alles scheiße! Ich stöhnte laut und voller Selbstmitleid.

»Du wolltest doch in letzter Zeit immer ein neues gemeinsames Projekt. Jetzt haben wir eins.«

Toni meinte es sicher nur gut, aber seine Worte kamen bei mir nicht auf die richtige Weise an. Sie spendeten keine Zuversicht. Ich kam mir nur noch falscher vor. Mir wurde klar, dass ich mir in diesen schlimmen Momenten nicht Toni an meiner Seite wünschte. Aber das auszusprechen, wäre zu viel des Bösen. Ich drehte mich zum Fenster und fing lautlos an zu weinen.

Das konnte doch alles nicht wahr sein!

Wieder ein übervolles Wartezimmer. Diesmal war ich mit großem Abstand die Jüngste und musste mich auch noch mit reinsetzen. In der Uniklinik gab es keine SOS-Sonderbehandlung mit Expressdurchgang.

Wie besprochen hatte ich mit einem lieben Gruß von Frau Dr. W. bei der Schwester meine Überweisung abgegeben, den Befundumschlag behielt ich aber bei mir.

Ich hatte einen Empfang mit entsetzt aufgerissenen Augen und tröstenden Worten erwartet, aber man behandelte mich hier nicht anders als wenn ich zum Zahnarzt gegangen wäre: freundlich, professionell und routiniert. Besonders Letzteres machte mir Angst und Hoffnung zugleich. Konnte Krebs hier Routine sein?

»Setzen Sie sich mal ins Wartezimmer 2. Wir schieben Sie rein, aber das dauert. Rechnen Sie bitte mit zwei Stunden Wartezeit. Aber nicht noch mal weggehen, falls es doch schneller geht. Wir nehmen Ihnen dann auch noch Blut ab. Haben Sie heute schon viel gegessen?«

»Noch gar nichts.«

»Perfekt. Setzen Sie sich rüber, ich rufe Sie dann auf. Ein Wasserspender ist auch da, trinken dürfen Sie natürlich.«

Ha! Da war der Beweis! Hier musste man nicht aus privaten Frühstückstassen trinken, also waren schlimme Diagnosen höchstwahrscheinlich an der Tagesordnung.

Im Wartezimmer guckte ich auf mein Handy. Zwölf Anrufe in Abwesenheit. Alle von Max.

»Toni, das dauert hier mindestens zwei Stunden. Willst du vielleicht doch die Karten abholen gehen? Das bringt doch nichts, wenn wir hier zu zweit sitzen. Ich muss auch beim MDR anrufen, die wissen ja noch gar nichts. Ich hab doch heute eigentlich den Dreh in Radebeul.«

»Ja, aber ich lass dich jetzt nicht alleine. Warum soll ich denn die Karten nun doch abholen? Wenn ich jetzt gehe, bist du nachher bestimmt sauer auf mich, weil ich dich alleingelassen hab.«

Da hatte Toni recht. Und eigentlich graute mir furchtbar vor dem Alleine-hier-Sitzen. Aber mein Drang, endlich mit Max zu sprechen, war größer als meine Angst.

»Nee, bin ich nicht. Wirklich nicht! Du hast ja recht, die Karten sind schon bezahlt, und es wär schade drum. Du freust dich doch so drauf. Hol die, dann ist das erledigt. Ich hab nachher keinen Bock, so was noch zu machen. Und überleg dir schon mal, wen du mitnehmen willst. Ich glaube, ich schaffe das nicht.«

Toni guckte mich verzweifelt an, ich spürte förmlich seine Zwickmühle.

»Nun hau schon ab!« Ich versuchte ein Lächeln, und das reichte. Toni ging.

Ich wartete noch ein paar Minuten, dann ging ich zur Schwester und sagte ihr, dass ich ein paar Telefonate führen müsse und dafür ins Treppenhaus gehen würde.

Ich setzte mich auf die Steinstufen und atmete tief durch. Inzwischen standen fünfzehn Anrufe in Abwesenheit auf dem Display. Fünfzehn Mal Max.

Beim zweiten Klingeln hob er ab.

»Glöckchen!« Das war sein Spitzname für mich, weil ich für ihn aussah wie Tinkerbell von Peter Pan. Ich fing sofort an zu weinen, laut und heftig.

»Ich bin ganz schlimm krank«, presste ich heraus. Mehr ging nicht, und mehr brauchte es auch nicht.

»Glöckchen, hör mir ganz genau zu. Egal, was ist, du schaffst das. Wir schaffen das. Wenn du das willst, stehe ich alles mit dir zusammen durch. Du bist eine ganz wunderbare und starke Frau. Du wirst wieder gesund, ganz gesund. Ich liebe dich, Susanne. Und wenn du willst, kriegen wir ganz viele kleine Babys zusammen!«

Seine Stimme klang sanft und tröstend und dennoch bestimmt. Er war Schauspieler und konnte so was, aber ich wusste, dass alles wahr sein konnte, was er sagte.

»Ja? Ja!«, schluchzte ich. Er liebte mich. Und er wollte bei mir sein. Damit hatte ich überhaupt nicht gerechnet. »Ich liebe dich auch. Und ich will auch Babys mit dir haben«, wimmerte ich. Ich hatte bis dato überhaupt keinen Kinderwunsch, doch jetzt war ich schwer krank und war noch nicht mal Mutter. Diese Erkenntnis erschreckte mich.

»Ich hab so ne Angst, Max!«

»Ich auch. Das war die schlimmste SMS meines Lebens. Und dann gehst du nicht mal ans Telefon. Ich bin die letzten Minuten fast gestorben.«

»Naja, der Toni war die ganze Zeit dabei.«

»Und jetzt?«

»Jetzt warte ich in der Uniklinik und hab ihn weggeschickt. Er holt die Karten für das Depeche-Mode-Konzert heute Abend ab.«

»Und da geht der einfach?« Max klang entsetzt.

»Naja, ich hab ihn geschickt, damit ich dich endlich anrufen kann.«

»Naja, egal. Erzähl mir mal bitte alles, was du schon weißt und wie es weitergeht.«

Ich unterdrückte mein Geheule so weit es ging und fasste den ereignisreichen Vormittag zusammen.

»Okay. Uniklinik ist gut, da findet ja die gesamte Forschung statt. Du machst alles, was die Ärzte dir sagen. Und du darfst nicht so viel weinen. Vor allem nicht, wenn du gleich drinnen bist. Du musst bitte so gut wie möglich zuhören, damit du mir dann ganz genau erzählen kannst, was die gesagt haben. Schaffst du das?«

»Nein«, schluchzte ich.

»Doch, das schaffst du. Du schaffst nämlich alles, kleines Glöckchen!«

»Aber du bist so weit weg von mir.«

Uns trennten im Moment nicht nur meine Lebensumstände, sondern auch über 400 Kilometer und ein Spielplan, der kaum freie Tage aufwies.

»Ich weiß, und das kann ich im Moment leider nicht ändern. Weil du nicht ans Telefon gegangen bist, habe ich dem Chef hier schon erzählt, dass meine Freundin eine Krebsdiagnose bekommen hat.«

»Deine Freundin?«

»Ja. Für mich bist du das. Aber ich komme hier trotzdem nicht weg. Es gibt keine Zweitbesetzung. Ich müsste meinen Vertrag kündigen ...«

»Um Gottes willen, das machst du nicht!«

Ich hatte in den letzten Wochen mitbekommen, was es hieß, freier Schauspieler zu sein und auch, wie Max sich auf das Engagement an einer großen Freilichtbühne gefreut hatte. Auf keinen Fall sollte er da meinetwegen kündigen.

»Die Frau vom Chef hat mitgehört und hatte Tränen in den Augen. Du sollst, sobald du die Kraft hast, unbedingt hierher kommen. Du kannst bei mir wohnen und auch immer mit in die Vorstellungen. Du würdest dich hier super erholen!«

Ich wusste, dass Max ein kleines Häuschen auf dem Festspielgelände bewohnte, und hatte mir die letzten Tage schon romantische Blockhüttenabenteuer vorgestellt, doch das kam mir nun unwirklich und weit weg vor.

»Ja, mal sehen. Ich weiß nicht, wie das gehen soll.«

»Das wird sich alles finden, das verspreche ich dir. Jetzt versuchst du erst mal, tapfer zu sein. Versprichst du mir das?«

»Ja!«

»Hast du schon bei der Arbeit angerufen?«

»Nein, ich wollte erst mit dir sprechen.«

»Mach das mal, das ist auch wichtig. Du musst ja nicht sagen, was du hast, aber die müssen wissen, dass du erst mal nicht kommst. Und nach dem Arzt rufst du mich an, sobald du kannst, ja? Ich hab Probe, aber ich werde heute die ganze Zeit mein Handy auf der Bühne dabeihaben. Und denke immer da dran: Ich liebe dich! Du bist die süßeste Lady Gaga, und ich liebe dich!«

Lady Gaga war ein weiterer Spitzname, den sich Max ausgedacht hatte, weil meine Frisur der des Popstars ähnlich war und laut seiner Aussage mein Gebaren manchmal auch.

Ich musste fast lachen und fühlte mich nach dem Auflegen zumindest in der Lage, beim MDR anzurufen.

Was das Gespräch und dieses übergroße Liebesgeständnis im weiteren Verlauf wohl bedeuten würde, das schob ich sofort weit von mir weg. Jetzt bloß erst mal weitermachen, irgendwie. Trotzdem: Ich hatte Schmetterlinge im

Bauch, als es in meinem Ohr klingelte. Was war das nur für ein schräger Tag?

»Ullrich, MDR, hier ab vier!«

Als ich die fröhliche Stimme meiner Kollegin hörte, kamen mir blitzartig wieder die Tränen. Ich wollte dort sein, in meiner sicheren Umgebung einfach meiner Arbeit nachgehen.

»Kannst du mir mal bitte Julia geben, ich muss dringend was mit ihr besprechen«, schluchzte ich ins Handy.

»Oh Susi, das tut mir so leid!«

Heide wusste noch gar nicht, was los war, aber ich weinte auf Arbeit eigentlich nie und wenn doch, dann nur heimlich auf dem Klo. Bei öffentlichem Heulen schon beim Hallo musste die Sache sehr ernst sein, dachte sich Heide wohl.

»Bleib dran, ich stell dich sofort durch. Ich sag Julia, dass es brennt.«

Julia war meine Chefin von meinem ersten MDR-Tag an. Sie war taff, stylish und seit gefühlten vierzig Jahren beim TV. Julia war streng und manchmal ziemlich launisch und genauso gerne auch Kumpel und Ersatzmutti für die gesamte Redaktion. Mich hatte sie damals auf den ersten Blick adoptiert.

Ich kam während meines dritten Semesters als Praktikantin zu »hier ab vier«. Ich studierte damals Theaterwissenschaft, Germanistik und Journalistik in Leipzig und wusste von Anfang an, dass ich zum Fernsehen wollte. Schon während des Abis hatte ich bei »Leipzig Fernsehen« gearbeitet. Nach einer mehrwöchigen Station bei RTL wollte ich nun beim »Heimatsender« Praxiserfahrung sammeln. Das konnte ich auch: Ich war erst wenige Tage dort, als die furchtbare erste Jahrhundertflut ausbrach – Mitteldeutschland versank im Wasser und die Redaktion erstickte in Arbeit. So musste, durfte und konnte ich sofort ran und hängte mich richtig rein. Abends heulte ich mich dann in den Schlaf, mich nahm diese Katastrophe furchtbar mit.

Nach den geplanten sechs Wochen wurde mein Praktikum nicht nur verlängert, sondern auch noch honoriert – ein Segen! Ich kaufte schon damals gerne ein. Und: Julia fragte mich, ob ich ab Winter nicht parallel zur Uni als freie redaktionelle Mitarbeiterin einsteigen wollte – nach meinem »Ja« hab ich tatsächlich auf Arbeit geheult, natürlich heimlich auf dem Klo, vor Erleichterung und Glück. Ich hatte noch vor der Zwischenprüfung ein Jobangebot in meinem Traumberuf. So ging sie los, meine Zeit beim MDR.

Und jetzt saß ich in einem Kliniktreppenhaus und hatte furchtbare Angst, dass dieser wunderbare Lauf nun ein abruptes Ende nehmen würde.

»Ja, Susi, was ist denn?«

Julia klang lieb, aber sehr alarmiert.

»Hallo«, weinte ich. »Hör mal, ich musste heute Morgen zu meiner Hautärztin, die hatte mir letzten Mittwoch einen Leberfleck rausgeschnitten. Und der war bösartig. Ich hab … Krebs ...« Meine Stimme brach und ich heulte laut.

»Ach Gott, meine Susi ... ach du Sch...! Und jetzt?«

»Ich kann heute nicht bei der Weinkönigin drehen. Das tut mir so leid!«

»Also das ist ja nun völlig egal. Ich meine doch, wie es mit dir weitergeht?«

»Ich sitze gerade in der Uniklinik und warte. Ich weiß noch gar nichts, nur die Diagnose. Aber ich kann bestimmt die ganze Woche nicht arbeiten kommen.«

»Nun mach dir doch darum keinen Kopf! Das ist unwichtig! Brauchst du mich?«

»Nee, ich krieg das schon hin. Das wird hier auch ewig dauern. Ich rufe dich dann an, wenn ich mehr weiß. Wem soll ich noch alles Bescheid sagen?«

»Gar keinem, das mache alles ich, nehme dich erst mal aus dem Dienstplan und sage allen CVDs Bescheid, dass sie dich vorläufig nicht wegen Drehs anrufen sollen. Du kümmerst dich jetzt nur um dich! Was soll ich denn sagen, warum du nicht kommst? Ich sage am besten nur, dass du krank bist und nicht weißt, wie lange es dauert.«

»Nein, nein, sag bitte, bitte, was es ist! Ich will keine Heimlichkeiten. Ich will, dass das alle wissen. Wenn so ein Rumgerate losgeht, was ich habe, das ertrage ich nicht.«

Einige Kollegen, auch aus anderen Abteilungen, hatten schon ähnliche Diagnosen bekommen, und nicht alle gingen damit offen um oder zumindest nicht bei jedem. Ich kannte das Getratsche à la »Dauert ja ganz schön lange, was hat der denn?« oder sogar »Ich hab die letztens in der Stadt getroffen, die sah eigentlich ganz gesund aus«. Obwohl ich selbst auch eine kleine Lästermaus war, fand ich so etwas furchtbar und hatte mir geschworen, dass ich mit Krankheit immer offen umgehen würde. Allerdings ging ich davon aus, dass es ein theoretischer Schwur bleiben würde.

»Okay, dann spiele ich mit offenen Karten!«

»Okay.«

»Mann, mein Schatz, ich weiß gar nicht, was ich sagen soll. Das ist ja vielleicht ein Mist!«

»Das ist es wohl. Am besten, du rauchst erst mal eine«, versuchte ich zu scherzen. Julia war eine leidenschaftliche Qualmerin.

»Nee, ich sag erst allen Bescheid. Und du rufst mich sofort an. Und: Du machst dir bitte zu keiner Sekunde Sorgen um deine Arbeit! Hast du das verstanden? Du wirst jetzt ganz schnell gesund und kommst wieder. Versprichst du mir das?«

»Und wenn es nicht schnell geht?«

»Dann kommst du später wieder! Aber es geht schnell! Okay?«

»Okay.«

»Melde dich nachher. Ich drücke die Daumen.«

Ich legte auf und atmete zitternd durch. Ich hatte zwar Krebs, aber ich war deswegen wenigstens nicht arbeitslos – und einen neuen festen Freund hatte ich auch.

Anderthalb Stunden später saß ich endlich vor Dr. M.: Mein mir zugeteilter Krebsarzt war schätzungsweise Ende dreißig, trug eine Brille und sah wahnsinnig seriös aus. Ich kam mir in meinem Babydoll-Oberteil und meinem Mützchen, das ich nicht mehr abnehmen konnte, weil meine Haare nach dem ganzen Stress sicher Horror pur waren, viel zu schrill vor. Und dann noch mein verquollenes Heulgesicht – da hatte sich Dr. M. ja eine schöne Patientin angelacht. Er guckte mich an und sah aus, als würde er dasselbe denken.

»So, Frau Klehn. Das ist ja nicht so schön. Aber das gehen wir an. Ihr Befundumschlag ist ja schon offen ...«

»Ja na klar, das sind ja meine Befunde!«

Ich hatte die langen Minuten des Wartens mit Auswendiglernen verbracht. Ich war mir sicher, dass mein Krankheitsstand ab sofort genauso wichtig wie mein Name sein würde. Oder sogar wichtiger. Nun ratterte ich alle Daten runter, bevor Dr. M. dazu kam, sie zu lesen.

»Na, das haben Sie sich aber schon gut gemerkt!« Dr. M. guckte belustigt, was ich völlig unpassend fand und deshalb irgendwie auch gut. Er vertiefte sich in das Schreiben der Histologie, und ich rutschte unruhig auf meinem Stuhl hin und her.

»Wie viele Clark-Level gibt's denn?«, fragte ich beinahe frech.

Sein leichtes Lächeln verschwand sofort.

»Fünf.«

»Oh.«

Betretenes Schweigen.

»Ich hab ja vier. Das ist dann nicht so gut, oder?« Dr. M. guckte wieder auf den Befund. »Muss ich jetzt sterben?«

Da war sie wieder, die Frage, die ich eigentlich nicht noch einmal stellen wollte, die aber seit dem Vormittag permanent in meinem Kopf lauerte.

Dr. M. richtete sich mit einem Ruck auf, schnappte sich ein paar Unterlagen von seinem Schreibtisch und wandte sich mir zu.

»Also, wir sind jetzt hier!« Dr. M. zeigte professionell auf ein buntes, laminiertes Blatt voller Tabellen. Sein Kuli klopfte irgendwo auf das obere Mittelfeld der mittleren Tabelle. »Wir sprechen hier von einer Zehn-Jahres-Überlebensrate!«

Ich beugte mich vor, um das Zahlen- und Farbenwirrwarr zu entziffern. Auf der linken Seite standen aufsteigend Tumorgrößen und auf der rechten Prozentsätze, die im Gegensatz zu den Tumorgrößen immer niedriger wurden, je weiter unten man in der Tabelle guckte. Neben dem klopfenden Kuli von Dr. M. las ich »67 Prozent».

In diesem Moment spürte ich einen heftigen Knall auf meiner Stirn. Mein Zukunftszeitstrahl, den ich immer ganz selbstverständlich und vor allem als endlos lang imaginär vor Augen hatte, knallte plötzlich an meinen Kopf. So ähnlich wie ein Maßband aus dem Baumarkt, das man per Knopfdruck automatisch ins Gehäuse einrollen konnte. Ziiiisch. Klatsch. Alles weg. Die ganze Zukunft eingerollt.

»67 Prozent? Nur 67 Prozent? Das ist ja nur ein bisschen mehr als die Hälfte! Und die andere Hälfte, die dasselbe hat wie ich, die stirbt da dran? Noch bevor zehn Jahre um sind?«

Dr. M. guckte enttäuscht. »67 Prozent ist gut!«

»Was ist denn daran gut?«

Ich war ungehalten. Der Arzt wollte mich ganz offensichtlich verarschen. 67 Prozent waren scheiße. 98 Prozent, das wäre gut! Oder wenigstens 95.

»67 Prozent sind sehr gut. Die Wahrscheinlichkeit, von einem Auto überfahren zu werden, ist höher. So!«

Dr. M. war kein Mann fürs Ausflippen. Offensichtlich sollte seine Zwei-Drittel-Mehrheit eine tröstende Antwort auf meine Todesangst sein. Jetzt merkte er, dass das bei mir nicht funktionierte. Funktionierte das überhaupt bei jemanden? Gingen wir nicht alle davon aus, dass man immer weiter leben konnte, bis man IRGENDWANN einmal starb? In ferner Zeit und nicht eventuell innerhalb der nächsten zehn Jahre? Ich schüttelte mich und Dr. M. wischte resolut seine blöde Sterbegrafik vom Tisch, um sie umgehend mit neuen Zetteln zu ersetzen. Auf dem obersten waren zwei nackte männliche Torsi aufgemalt, einmal von vorne und einmal von hinten. Er kringelte ein paar Mal auf den Nacktmännern rum und guckte mich dann erwartungsfroh an.

»Folgendes haben wir gemeinsam vor ...«

Gemeinsam vorhaben – das klang euphorisch und nach fröhlichen Wochenendtrips. Beinah musste ich lachen, meine Mundwinkel zuckten schon hysterisch, aber dann merkte ich, dass Dr. M nichts dergleichen im Sinn hatte.

»... Wir müssen ganz sicher gehen, dass wirklich das gesamte Melanom aus ihrem Körper raus ist und deshalb die Stelle, an der der Tumor saß, noch einmal operieren. Wir schälen die sozusagen noch mal aus, bis wir definitiv im Gesunden sind. Das nennt man Sicherheitsabstand. Der liegt bei Melanomen in den meisten Fällen bei ein oder zwei Zentimetern.«

Dr. M. machte eine Pause, und ich nickte. Ein bis zwei Zentimeter, das waren umgerechnet zwei bis vier Mathekästchen. Pillepalleklein! Sollte er mal machen, das würde ich locker wegstecken.

»Bevor wir das machen, müssen Sie ins Staging. Das sind verschiedene Untersuchungen, die uns zeigen, ob der Krebs schon gestreut hat. Wir schauen also ganz genau in Ihren Körper, in Ihr Blut und in Ihre Organe, damit uns nichts entgeht. Wenn Hautkrebs metastasiert, befällt er in den meisten Fällen als Erstes die ihm am nächsten liegenden Lymphknoten. Das Melanom saß in der linken Flanke, also fast in der Mitte des Körpers. Deshalb müssen wir uns genau anschauen, ob Ihr Lymphfluss von der Tumorstelle aus eher in die Leiste oder in die Achsel geht. Je nachdem werden wir an der betreffenden Stelle mindestens die Wächterlymphknoten entfernen. Vielleicht auch in Leiste und Achsel. Und vielleicht auch mehr als nur die Wächter. Das machen wir aber alles in einem Rutsch: Wir entfernen die Tumorstelle mit Sicherheitsabstand und entnehmen die entsprechenden Lymphknoten in einer OP. Das sind für uns Routineeingriffe.«

Routine. Tatsächlich. Ich hatte diese Alltagsluft schon beim Empfang gerochen und machte nun trotzdem große Augen. Für mich klang das eben Gesagte furchtbar beängstigend, und es kam mir grotesk vor, dass Dr. M. dabei so locker von »Routine« sprechen konnte. Wie viele Patienten hatte der wohl pro Tag vor sich sitzen? Und folgte auch unser Gespräch, für mich so eindrucksvoll wie einschneidend, einer Routine? Ein und dieselbe Leier, jede Stunde, jeden Tag? Unterschied uns Patienten letztendlich nur der Prozentsatz in der Sterbetabelle? Und wie hoch oder niedrig würde der bei dem Menschen sein, der nach mir auf dem Stuhl saß, auf dem ich immer kleiner wurde?

Entgeistert guckte ich Dr. M. ins Gesicht. Er blickte offen zurück. Nichts Bedrohliches lag in seinen Augen, kein Terror, keine Angst und auch keine Zweifel. Routine – darin lag ja wirklich etwas Tröstliches. Wer hunderte Male im Monat dasselbe machte, baute irgendwann keinen Mist mehr. Ich entschied, dass »irgendwann« spätestens jetzt und bei mir war. Dr. M.'s Dienstzeit im Krankenhaus und mein Schicksal hatten dasselbe Timing. Also würde er mich retten, denn nichts im Leben passierte umsonst.

»Das machen doch wohl hoffentlich alles Sie? Die Untersuchungen und vor allem die OP?«

»Die OP mache ich, die Voruntersuchungen machen die Kollegen, das sind alles unterschiedliche Abteilungen. Sie sind hier in der Uniklinik in guten Händen. Auf Station sind meine direkten Kollegen und ich Ihre Ansprechpartner. Das kriegen wir alles hin!«

»Ich muss also richtig ins Krankenhaus?«

Ich spürte ein Ziehen, vor allem an den Armen und in der Kehle: mein Schiss-Gefühl. Das kriegte ich immer, wenn es unheimlich wurde: in der Geisterbahn, bei Gruselfilmen oder wenn Gefahr drohte, beim Schwindeln erwischt zu werden. Seit die Sache mit Max lief, zog es mir deshalb nicht nur im Unterleib regelmäßig.

»Das lässt sich leider nicht umgehen. Sie müssen nach der OP beobachtet werden. Und für die Untersuchungen davor ist es auch besser. Wir legen das alles so kompakt, wie es geht. Aber mit einer Woche sollten Sie mindestens rechnen, fürs Erste. Wenn die Ergebnisse da sind, sehen wir weiter. Wir sollten vor allem so schnell wie möglich handeln. Wir haben Montagnachmittag ...«

»Ich hab am Freitag Geburtstag!« Aus Versehen brüllte ich das schon wieder, wie eben in der Hautarztpraxis. Offensichtlich dachte mein Unterbewusstsein, dass mein Geburtstag ein Ass im Ärmel war, das mich aus dieser ganzen Misere erlöste, weshalb dieser Fakt besonders laut hinausposaunt werden musste.

Leider erwiderte Dr. M. nicht, dass in diesem Fall alles ein Irrtum wäre und ich pumperlgesund nach Hause könnte. Stattdessen sagte er: »Und den wollen Sie wohl gerne noch feiern?«

Die Wahl des Wörtchens »noch« fand ich dermaßen unpassend, blöd und erschreckend, dass ich wieder zu weinen anfing. Urplötzlich zerfloss ich in Selbstmitleid und einer mir bis dahin unbekannten Wehmut.

»Ja, den würde ich gerne NOCH EINMAL feiern«, presste ich theatralisch hervor.

Dr. M. musste schmunzeln. Ich versuchte, nun wütend statt traurig zu heulen und hoffte, dass er diesen Unterschied merkte.

»Nun machen wir mal halblang, das wird bestimmt nicht Ihr letzter Geburtstag sein. Aber wenn es Ihnen so wichtig ist, können wir so lange noch abwarten. Dann geht's aber heute in einer Woche los, noch länger zögern wir den Behandlungsstart nicht hinaus. Wir machen dann gleich die Termine ab nächsten Montag. Und ab Samstag bitte keinen Alkohol mehr. Keinen Tropfen, auch wenn es momentan vielleicht guttäte!«

Ich nickte und schluckte schwer. Wenn weglaufen schon keine Alternative war, wegsaufen fiel nun auch noch flach.

»Ich brauche dann bitte noch einen Krankenschein.«

»Das klingt in Anbetracht der Umstände vermutlich eigenartig, aber da ich Sie noch nicht operiert habe, sind Sie aus meiner Sicht noch arbeitsfähig. Sie müssten sich bitte von Ihrer Haut- oder am besten von Ihrem Hausarzt krankschreiben lassen. Ab der nächsten Woche kann ich das dann übernehmen.«

»Wie bitte?« Ich war entsetzt. Da hatte man Krebs, aber für einen Krankenschein war man noch zu gesund? Und offensichtlich fit genug, um nach so einem anstrengenden Gespräch noch eine Tournee durch sämtliche Arztpraxen zu starten, die man so kannte.

»Ich muss auf der Arbeit täglich für eine Live-Sendung arbeiten. Ich muss belastbar sein, auf den Punkt organisieren, drehen, texten, das alles in einer bestimmten und nur begrenzten Zeit. Ich muss Ideen haben und gute Laune. Ich stehe vor der Kamera – ich kann doch SO nicht arbeiten gehen. WER und in WELCHEM Job könnte nach so einer Eröffnung noch ordentlich arbeiten gehen?«

Ich war außer mir und heulte wie von Sinnen.

»Sie sollen ja gar nicht arbeiten gehen, sondern sich nur vom Hausarzt den Krankenschein holen. Aber bei Ihnen ist es ja ein Sonderfall, wenn Sie quasi gleich wieder vor die Kamera müssten, in diesem Fall kann auch ich Sie krankschreiben, ab sofort.«

Ich schluchzte laut und fand die ganze Situation trotz seines Entgegenkommens immer noch ziemlich unmöglich.

»Frau Klehn, hätten Sie gerne psychologische Unterstützung für die nächste Zeit?«

Auch wenn ich daraufhin eigentlich hätte beleidigt sein müssen – wollte mir Dr. M. so vielleicht durch die Blume sagen, dass er mich für emotional instabil hielt? –, sagte ich sofort Ja. Alles in mir schrie nach professioneller Hilfe und seelischem Beistand. Lustigerweise dachte ich dabei primär nicht an meine Krankheit, sondern an mein doppeltes Liebesleben: Wer anderen beibrachte, wie man eine Schockdiagnose verarbeitete, konnte doch bestimmt auch prima Schützenhilfe in Sachen Beziehungschaos bieten. Am liebsten wäre ich sofort in Therapie gegangen.

»Dann gebe ich Ihren Kontakt gleich an Professor S.

weiter, das ist unser Psycho-Onkologe, der kennt sich mit Ihrer Situation aus. Er meldet sich so schnell wie möglich bei Ihnen. Und wir sehen uns dann am nächsten Montag auf Station!«

Ich nickte und war einigermaßen einverstanden. Alles in allem und den Umständen entsprechend war das doch ein guter Termin gewesen. Trotzdem war ich mir sicher, dass ich das Psycho-Doc-Angebot ohne meinen TV-Trumpf gar nicht bekommen hätte. Zum ersten Mal fühlte ich mich dadurch nicht erhaben, sondern beschämt. Wie viele waren nicht beim Fernsehen und kriegten dennoch Krebs? Wäre ich zum Beispiel Köchin, müsste ich höchstwahrscheinlich noch zu meinem Hausarzt dackeln und hätte nie von Professor S. erfahren. Vielleicht. Vielleicht war es aber auch ganz anders. Bei mir kam heute eben alles auf die Goldwaage.

Als Dr. M. mit der Schwester gerade eifrig meine Einweisung ins Krankenhaus besprach, kam Toni zurück.

»Ah, da komme ich ja gerade rechtzeitig«, freute er sich.

Das war natürlich Humbug. Den großen Aufklärungs-Budenzauber hatte er nun mal komplett verpasst. Dennoch gehörte diese Art der Selbsteinschätzung zu den Dingen, die ich an Toni bewundert hatte: Er schien stets mit sich im Reinen und gab jeder Situation einen für ihn positiven Twist. Ich war da ganz anders, skeptischer, zweifelnder und fühlte mich oft ohne Grund schuldig. Deshalb wollte ich, besonders am Anfang unserer Beziehung, lieber so sein wie er. Doch heute traf mich dieser Charakterzug wie ein Schlag ins Gesicht: Statt erschrocken darüber zu sein, keine medizinischen Informationen über meinen Zustand erhalten zu haben, freute er sich, dass er nun gleich mit mir abdampfen konnte. Als wäre das Kapitel damit beendet. Dabei war diese Verabschiedung doch nur der Anfang einer viel zu kurzen Galgenfrist.

»So, am nächsten Dienstag haben wir den OP-Termin angesetzt. Wir kümmern uns darum, dass alle notwendigen Untersuchungen bis dahin abgeschlossen sind. Sie melden sich dann Montagmorgen nüchtern auf HAUT 1.«

Mit diesen Worten drückte Dr. M. mir abschließend noch ein paar Zettel in die Hand. Auf zwei davon guckten mir die Nacktmänner von eben entgegen.

»Ich muss ins Krankenhaus und operiert werden«, sagte ich zu Toni und im selben Atemzug: »Das ist übrigens mein Mann« zu Dr. M..

Toni wedelte mit den Depeche-Mode-Karten. »Ich musste noch was abholen.«

Ich weiß nicht, was dieser Satz in diesem Moment in Dr. M. auslöste, aber es ging plötzlich eine Regung durch seinen gesamten Körper. Sein Gesicht, eben noch voller routinierter Spannung, wurde ganz weich. Er klopfte Toni erst auf die Schulter, dann winkelte er seine Arme auf Brusthöhe an und ballte seine Hände zu Fäusten. Wie Rocky Balboa. Oder wie die prominenten Paten bei »Wetten dass ...?« bei der Kinderwette. Vor allem, wenn das Unternehmen zum Scheitern verurteilt war.

»Wir schaffen das! Ihre Frau kriegen wir schon wieder hin!« Dann klopfte er Toni noch mal auf die Schulter.

»Ich will auch ein Schulterklopfen!«, nörgelte ich.

Dr. M. drückte mir stattdessen fest die Hand und zwinkerte mir durch seine dezente Arztbrille zu. Diese Verteilung der kleinen Gefühlsduseligkeit fand ich ungerecht, schließlich war ich hier die Kranke und Toni die ganze Zeit abwesend. Trotzdem hatte Dr. M. mit dieser kurzen Szene einen Schnitz in mein Herz gemacht. So, wie sonst Verliebte ihre Initialen in eine Baumrinde ritzen. Er war jetzt nicht mehr ein Arzt, er war MEIN Arzt. Was immer ihn dazu gebracht hatte, er hatte für einen Moment gezeigt, dass ihm etwas an meinem Schicksal lag – obwohl ich bockig einen Krankenschein, psychologische Hilfe und auch noch meine Geburtstagsfeier wollte.

Ja. Der kriegte mich schon wieder hin. Ganz bestimmt.

Als Toni und ich zu Hause ankamen, versteckte ich mich sofort im Schlafzimmer. Ich war müde und wollte schlafen, doch noch viel dringender wollte ich mit Max den Verlauf des Tages besprechen. Und dafür war das Bett der einzig mögliche Ort. Nur hier würde Toni mich erst mal nicht stören; ich wurde immer fuchsteufelswild, wenn er mich vom Schlafen abhielt; und nur hier konnte ich meine Stimme dämpfen, indem ich mir gleich zwei Zudecken über Kopf und Körper zog. Ich telefonierte sonst nie mit Max, wenn Toni sich in der Wohnung aufhielt, aus Respekt und vor allem, um nicht bei meinen Amourösitäten erwischt zu werden, aber heute musste ich das Risiko eingehen.

Max war schon in der Leitung, bevor es überhaupt klingelte. Ohne Luft zu holen rasselte ich die letzten Stunden runter. Ich war stolz, dass ich trotz meiner übergroßen Angst gut zugehört hatte und alles lückenlos wiedergeben konnte. Ich hatte seinen Auftrag erfüllt. Hoffnungsvolle und tröstende Worte waren mein Lohn. Doch trotz des Beistands und der sich immer mehr stauenden Hitze unter den schweren Federbetten – das Zittern, dass mich seit dem Anruf von Frau Dr. W. begleitete, hörte nicht auf.

Inzwischen war es später Nachmittag. Ich saß erschöpft und zusammengesunken auf unserer übergroßen Kochinsel.

»Die wollen mir die Lymphknoten rausnehmen.«

Toni stand mir gegenüber und lehnte sich an die weißen

Küchenschränke. Alles war dank unserer Putzfrau so sauber und perfekt, dass ich plötzlich Sorgen hatte, Tonis dunkelblaue Jeans könnten auf die hochglänzenden Fronten abfärben.

Toni hatte seine Arme gekreuzt, die Beine auch. Sogar die Füße hatte er irgendwie ineinander verknotet. Alles verschränkt. Der ganze Ehemann eine einzige Abwehr.

»Na, das ist doch gut. Dann ist das Risiko bestimmt auch weg. Also, ich bin da beruhigt, wenn die das machen.« Seine Kieferknochen pulsierten.

»Ja, da bin ich auch beruhigt!«, erwiderte ich.

In Wirklichkeit verfiel ich fast in Panik bei dem Gedanken daran, auch nur irgendwas entfernt zu bekommen. Blinddarm, das könnte ich noch akzeptieren. Aber Lymphknoten? Die brauchte man doch für die Abwehr. Ohne Lymphknoten würde man doch krank, oder? Konnte ich eigentlich noch kränker werden? Oder bekam ich jetzt, wo ich Krebs hatte, vielleicht nie wieder einen Schnupfen, so als Ausgleich?

So viele Fragen schwirrten in meinem Kopf herum, nur aussprechen konnte ich sie nicht. Ich war nicht fähig, mich Toni anzuvertrauen, um Mitleid zu bitten. Ich war leer. Meine Kehle war trocken, und vom vielen Weinen pappten meine Kontaktlinsen an. Selten im Leben hatte ich mich so furchtbar gefühlt. Ich brauchte eine Pause. Eine Pause vom Leiden, sofort und dringend!

»Ich komme mit aufs Konzert!«

Ich wusste plötzlich, dass es das einzig Richtige war. Noch konnte ich. Also musste ich doch auch!

Toni guckte mich entgeistert an.

»Ich hab deine Karte schon weiterversprochen.«

»Na, schönen Dank auch. Ich dachte, du freust dich. Ist ja prima, wie schnell du mich abschreibst.«

»Aber du hast doch gesagt, dass du auf gar keinen Fall mitwillst!«

»Ja, und jetzt will ich eben wieder. Du hättest mich ja mal überreden können. Du hast nicht einmal gefragt, ob ich es mir vielleicht überlegen will, geschweige denn versucht, mich dazu zu bringen. Ein liebender Ehemann würde doch besonders jetzt unbedingt wollen, dass sein Mädchen an seiner Seite ist!« Endlich ein Ventil für meinen Frust! Ich holte zum nächsten Schlag aus. »Wer ersetzt mich denn?«

Toni wand sich.

»Der Sven.«

»Hah! Das ist doch Quatsch! Nun lügst du mich auch noch an. Du rammelst mit Sven auf jede Scheiß-Depeche-Mode-Party in Leipzig und willst mir weismachen, dass der noch keine eigene Karte hatte? Du hältst mich wohl für völlig bescheuert!«

Mein ganzes Unbehagen ergoss sich in meine Sätze und ich atmete schwer.

»Die Melli kommt mit.«

Toni guckte nach unten und die Kieferknochen guckten mit.

Melli war Praktikantin. Ich kannte sie nur vom Erzählen.

»Toll. Ganz ganz geil. Dann kann die Melli ja ab nächsten Montag hier gleich einziehen. Da könnt ihr dann so richtig schön hier wohnen, wenn ich im Krankenhaus bin!«

Damit sprang ich vom Induktionsherd und rannte zurück ins Schlafzimmer. Ich griff mir die dunkelbraune Tür zum Flur, schwang sie ganz weit auf und pfefferte sie voller Kraft zurück ins Schloss. Das krachte! Am liebsten hätte ich es gleich noch mal gemacht, so wütend war ich. Aber ich hatte Angst um das teure Holz. Schließlich war in dieser Hütte noch nichts abbezahlt außer den Scheuerleisten.

Eigentlich hatte Toni gemacht, was ich heute Vormittag verlangt hatte: sich einen Abnehmer für meine Konzertkarte gesucht. Dennoch: Ich war fürchterlich gekränkt. Wer war denn diese Praktikantin? Konnte ich von der wirklich so leicht verdrängt werden? Toni hätte ja einfach mal mit mir zu Hause bleiben können. Wenn du nicht gehst, dann gehe ich auch nicht – Pärchen machten doch so was! Sich gegenseitig Halt geben in schwierigen Situationen! Ich begriff schlagartig zwei Sachen: dass Toni und ich gar keine schwierigen Situationen kannten, und dass Betrügen sich besser anfühlte als selber betrogen zu werden. Konnte das sein? Konnte Toni vielleicht sogar ein ähnliches Eigenleben führen, wie ich es tat?

Meine Sehnsucht nach Max schnitt in meine Seele. Er würde sich ganz sicher anders verhalten! Wenn er jetzt hier wäre. Wenn er sein Leben wahrhaftig und richtig mit mir teilen würde. Er wäre keine Konzertkarten holen gegangen, selbst wenn ich ihn zehnmal geschickt hätte. Er wäre bei mir geblieben und hätte die 67 Prozent in 100 verwandelt. Nur durch seine bloße Gegenwart. Aber ich war offensichtlich auf mich alleine gestellt, und deshalb wurde es Zeit, die anderen Kinder mit ins Boot zu holen. Meine liebsten Freunde. Ich musste sie anrufen, jetzt.

Ich seufzte tief, griff zum Telefon und kroch wieder unter die Decken. Denn bestimmt würden wir auch über Max sprechen.

Während es bei Kristin klingelte, packte mich eine perverse Sensationsgier: Ich hatte Krebs – das war doch eine ungeheuerliche Neuigkeit! Der Wahnsinn! Plötzlich starb ich fast vor Neugier, wie alle reagieren, was sie sagen würden. Als wäre alles doch nur ein Spiel. Als ginge es gar nicht ums echte Leben.

»Na, Frau Klehn!«

Ich sah Kristins fröhliche Locken auf ihrem zarten Kopf hin und her wackeln. Sie nannte mich nie beim Vornamen, und sie war die Einzige, bei der ich sicher wusste, dass diese förmliche Anrede liebevoll gemeint war.

»Kristin, weißt du noch, wie ich bei der Party in der Teeküche zu dir gesagt habe, dass ich das Gefühl habe, dass was Schlimmes passiert?«

»Jaaaa ...«

Alles Spitzbübische war aus ihrer Stimme verschwunden. Ich spürte, wie meine beste Freundin sich wappnete. Kristin kannte mich seit sieben Jahren und damit auch meinen Faible für Spannungsaufbau.

»Jetzt bitte nichts Komisches sagen ...«, flehte sie beinahe. Mit »was Komisches« meinten wir nichts, das witzig war.

»Doch ich muss.«

Und dann platzte alles raus, was sich in den letzten Stunden in mir angestaut hatte.

»Ich hab Krebs und war heute schon in der Uniklinik. Ich muss am Montag ins Krankenhaus, und es kann im Moment kein Arzt sagen, was mit mir wird. Ich bin so froh, dass ich mich auf die Affäre mit Max eingelassen habe. Da hatte ich wenigstens noch was Schönes! Der Max will übrigens richtig mit mir zusammensein. Und weißte was? Vielleicht mache ich das auch. Der Toni ist total komisch zu mir, voll abweisend. Es täte mir dann leid, dass die Ehe nicht hält, bei der du Trauzeugin warst. Aber vielleicht bin ich ja gar nicht mehr lange da, denn ...«

»Warte mal, warte mal. Das kann doch nicht sein. Du kannst doch keinen Krebs haben!«

Fast war ich sauer, dass Kristin bei der Krankheit hängenblieb, anstatt die neuen Entwicklungen mit Max zu würdigen. Oft genug hatte ich ihr in den letzten Wochen in den Ohren gelegen, wie verknallt ich war.

»Leider doch. Es ist medizinisch belegt und nichts mehr dran zu rütteln.«

»Oh, nein ... Und jetzt?«

»Jetzt werde ich nächsten Dienstag operiert, mir werden Lymphknoten entnommen. Und vorher gucken die noch, ob der Krebs schon gestreut hat. Wenn ja, dann bin ich richtig am Arsch.«

»Sag mir bitte erst mal genau, wie dein Krebs heißt und alle Rahmendaten. Da muss ich drüber recherchieren.«

Kristin war Aufnahmeleiterin, eine richtig gute, und behielt selbst in den chaotischsten Situationen einen pragmatischen Überblick. Alle Eckdaten zu kennen gab ihr emotionale Sicherheit, und deshalb rasselte ich artig alle Fakten runter.

»Und was ist mit deinem Typi?«

Na endlich!

»Der ist toll. Er will mit mir zusammen sein, obwohl ich so krank bin. Ich wär viel lieber bei ihm als bei Toni.«

»Das ist schön, aber ich würde nichts überstürzen. Fang nicht an, zu übertreiben. Das ist alles nicht so einfach, ich würde mich auf keinen Fall sofort trennen. Mach das bitte nicht. Versprich mir bitte, dass du erst mal ruhig bleibst?«

»Ja, okay.«

»Bist du alleine?«

»Nein, Toni ist im Wohnzimmer. Ich hab mich im Schlafzimmer unter den Zudecken versteckt, damit er nichts hört, und obwohl ich mich fast totschwitze, bin ich die ganze Zeit voll am Bibbern.«

»Das sind die Nerven! Ach, meine Süße ... Was macht ihr denn jetzt noch?«

»Naja, eigentlich gehen wir heute Abend doch aufs Depeche-Mode-Konzert, aber Toni hat meine Karte schon weitergegeben.«

»Waaas, einfach so?«

»Nee, ich hab ihm das so gesagt, aber nun will ich doch mit.«

»Sei mal bitte nicht so streng zu dem. Du weißt doch, er ist schon immer so.«

Toni ist sich deiner zu sicher – das hatte Kristin schon oft gesagt und nicht nur in letzter Zeit. Und dass er sich keine Mühe mehr gebe, seit wir verheiratet waren. Dass sie meine Liebe zu Max trotzdem nur für eine vorübergehende Laune hielt, wusste ich dennoch.

»Naja, der Toni wird die Karten wohl hoffentlich zurücktauschen. Wenn nicht, schläfst du heute bei mir.«

»Aber ich schlafe doch am liebsten in meinem eigenen Bett«, jammerte ich.

»Heute nicht, wenn du nicht aufs Konzert gehst, komme ich dich nachher holen.«

»Okay, Tschüss, ja?«

»Es wird schon alles gut. Ich melde mich. Und du rufst immerimmer an, wenn was ist, ja?!«

»Okay, mach's gut.«

Ich hatte nicht weinen müssen und Kristin auch nicht. Vielleicht war alles gar nicht so schlimm. Oder ich kam so langsam in Fahrt mit der Bekanntmachung meiner Diagnose.

Kaum hatte ich aufgelegt, klingelte das Telefon wieder. »René« stand auf dem Display. Mein bester Freund.

Er war von der ersten Minute an beim MDR mein mir liebster Kollege, und mit der Zeit rückten wir nicht nur unsere Schreibtische immer näher zusammensaßen, sondern wurden auch privat unzertrennlich. Er kannte jede einzelne meiner Kleidergrößen – außer Unterwäsche; wir machten Wochenendtrips an die Ostsee, Dixieland-Dampferfahrten durch Dresden, unzählige Nächte zu Tagen und gingen gemeinsam in Tracht aufs Oktoberfest. Als ich mich in Max verknallte, musste er noch vor der ersten Liebesnacht durch Renés Abnahme. Wäre die negativ ausgefallen, hätte Max mich höchstwahrscheinlich nur noch von hinten und niemals nackt gesehen.

Meine Maus, ich kann Dich voll verstehen.
Genieß es! Ich bin immer für Dich da.

Das las ich nach dem ersten Aufeinandertreffen auf meinem Handydisplay, und um ehrlich zu sein, erst nach Renés SMS-Segen ging es mir richtig gut. Er gab mir in fast jeder Situation das Gefühl, schön zu sein, geistreich und klug. Und trotzdem hatte ich nun große Angst, abzunehmen. Bisher war unser Leben und unsere Freundschaft ein großer Zirkus gewesen. Wir vergnügten uns in vollen Zügen, und wenn wir mal litten, dann weil wir es so wollten und es auch noch schick fanden. Wir teilten alles, den Ärger auf der Arbeit und das Mittagessen in der Kantine, unser Miteinander im Job ging nahtlos in den privaten Feierabend über, so war es jeden Tag, jede Woche, jede Jahreszeit – und nun hatte ich das Gefühl, René im Stich zu lassen.

Es klingelte weiter, bestimmt schon zwei Minuten lang. Meine Mailbox war wie immer abgestellt – ich hasse es, wenn Leute sich die Ansage anhören und dann doch auflegen. Und weil das die meisten machen, brauche ich auch keine Mailbox.

Ich atmete durch und nahm ab.

»Ja?«, meldete ich mich ganz kleinlaut.

»Meine Maus, was ist denn nur los? Julia hat mir das vorhin in ihrem Büro erzählt, und seitdem ist die ganze Zeit bei dir besetzt. Was machst du nur, meine liebe Maus?«

»Ach, René ...«

Es hätte mir klar sein müssen, dass René es schon wusste. Wir waren alle mehr oder weniger kumpelhaft mit Julia verbunden, und es war völlig logisch, dass sie als Ersten René einweihte. Wie ich war er eine Art Ziehkind von ihr, und außerdem wusste sie um unser enges Verhältnis.

»Ich komme erst mal nicht mit auf Arbeit.«

»Na, das ist doch völlig egal. Das können ruhig mal andere machen, du machst sowieso viel zu viel!«

»Aber wir sehen uns dann nicht mehr jeden Tag.«

»Na, und wie wir uns sehen! Ich fahre nämlich schön gleich mal zu dir!«

»Ich kann gar nicht, ich geh gleich aufs Depeche-Mode-Konzert.«

Wie selbstverständlich ging ich die ganze Zeit davon aus, dass Toni die Karte zurückorganisieren würde. Ich war schließlich seine Ehefrau und noch dazu todkrank.

»Achso. Hmm. Na, ich würde mich lieber mit dir treffen. Aber wenn dir das guttut ... Dann sehen wir uns aber morgen Abend! Oder bist du da schon im Krankenhaus?«

»Nein, erst nächsten Montag. Meinen Geburtstag kann ich noch feiern. O Gott, ich muss ja noch Julia sagen, wie es weitergeht.«

»Nee, sag das mal mir und ich sag es weiter. Das musst du jetzt nicht machen.«

»Oli muss ich auch noch anrufen.«

Ich dachte wieder an die Frau beim PINK-Konzert und wie gerne ich Oliver im Radio moderieren hörte. Ich hatte ihn über René kennengelernt, die beiden waren schon ewig dicke Tinte miteinander, und ich hatte das große Glück, dass sie mich wie selbstverständlich integriert hatten. Die meisten Sachen machten wir als Trio, und manchmal nannte ich uns »Die drei Musketiere«.

»Oli kann auch ich es sagen. Es sei denn, du willst das lieber selber machen.«

»Nein, es wäre toll, wenn du das machst!«

Dankbar fasste ich das Gespräch mit Dr. M. zusammen. Danach schwärmte ich von Max, bis ich unter den Decken fast einen Hitzschlag bekam und das Gespräch beenden musste.

»Okay, alles Dienstliche kläre ich mit Julia, bring mir morgen auch gleich den Krankenschein mit, den gebe ich ab für dich. Ich rufe Oli an. Du gehst mal schön auf das Konzert, und morgen Abend sehen wir uns. Und wann immer was ist – du weißt ja Bescheid.«

»Danke ... Ist das nicht 'ne Riesenscheiße?«

»Das ist 'ne Oberscheiße!«

Wir legten auf. Es gab nichts mehr zu sagen.

Zwei Stunden später stand ich in der Leipziger Arena. Natürlich hatte Toni die Karte zurückgeholt. Pech für Melli! Und hier, im Leipziger Zentralstadion, inmitten von tausenden Menschen, umarmten wir uns. Das erste Mal an diesem Tag. Wir küssten uns nicht und bewegten uns kaum. Wir klammerten uns einfach aneinander, und keiner von uns beiden wusste, wer hier wen tröstete.

Als die Bühnenlichter angingen, fing ich ab dem ersten Takt an, wie wild zu tanzen. Ich schüttelte mich, als könnte ich alle Tumorzellen aus meinem Körper schleudern. Wie eine giftgrüne Wolke umhüllte mich der Sound, ich war innen ganz taub und außen völlig elektrisiert. Dave Gahan stand mit freiem Oberkörper etwa zehn Meter vor mir und sang immer wieder nur ein Wort: WRONG.

2. WIE IM FILM

Ich schlug die Augen auf und wusste sofort: Heute war mein Geburtstag! Das geht mir so, seit ich denken kann, und für alle, die um ihren Ehrentag kein Aufhebens machen, fehlt mir komplett das Verständnis. Ich wollte Geburtstag haben, jedes Jahr aufs Neue. Ich freute mich darauf, besungen und beglückwünscht zu werden, und war beleidigt, wenn irgendjemand bewusst meinen 12. Juni überging. Deshalb passte es mir überhaupt nicht, dass ich in meinen ersten drei Schuljahren am Geburtstagsmorgen immer mit einem Strauß Blumen oder einem beschleiften Päckchen Kaffee in die Schule staksen musste, um meiner Klassenleiterin zum internationalen Lehrertag meine Aufwartung zu machen. Zwar gratulierte sie mir sofort zurück, dennoch war das für mich dann nur noch halb so schön.

Und heute feierte ich nun ein ganz besonderes Ereignis: meinen Krebsgeburtstag! In den letzten Tagen hatte ich so ziemlich alle Bekannten nicht nur über meinen Schicksalsschlag informiert, sondern vor allem auch darüber, dass meine Party trotzdem stattfand. So wie ich es in die Arztgesichter gebrüllt hatte, so wurde es nun auch gemacht!

Ich räkelte mich wohlig in der Erwartung besonders vieler und besonders schöner Geschenke und schwang die Beine aus dem Bett. Kaum saß ich, wurde mir schlecht. Mein Geburtstags-Juhu-Kribbel-Gefühl wurde von einer schwarzen Wolke überrollt. »Malignes Melanom« hieß die Wolke. »Malignes Melanom«, dachte mein Kopf. »Malignes Melanom». Und wieder: »malignes Melanom». Ich hörte in den Ohren wellenartig mein Blut pulsieren, und jedes Mal, wenn eine Woge brach, ergoss sich meine Diagnose erneut in meine Gehirnwindungen. Das ging schon die ganze Woche so, aber bewusst wurde mir das erst am Vortag beim Frisör. Ich las eine Klatschzeitung, und neben jeder Prominenten stand »malignes Melanom«. Auch auf dem Werbeaufsteller vor meinem Spiegel stand »malignes Melanom« und erst nach zweimal Zwinkern »Luxuriöses Pflegeritual für eine Mähne wie Seide«. Ich sah und hörte diese Wortgruppe überall. Immer wieder blitzte mir der gelbe Überweisungsschein mit Frau Dr. W.'s Handschrift in die Birne: »Malignes Melanom.« Es wurde wirklich Zeit, dass ich mit meiner Therapie anfing. Glücklicherweise, sozusagen als Geburtstagsgeschenk, begann sie genau heute:

Hallo Frau Klehn,
dann kommen Sie bitte am 12.06. um 11.30 Uhr.
Viele Grüße K. S.

Diese E-Mail kam am Dienstag, also einen Tag nach meiner Diagnose, und der Verfasser war mir aus gleich vier Gründen angenehm: Erstens, weil der Kontakt überhaupt so schnell zustande kam (gut, das hatte ich wahrscheinlich noch am ehesten der offensichtlich äußerst zuverlässigen Kontaktweitergabe von Dr. M. zu verdanken), zweitens, weil ich so fix einen Termin bekommen hatte – man hörte in den Medien und auch beim MDR immer wieder von zum Teil monatelangen Wartezeiten auf solche Facharzttermine –, und drittens fand ich es cool, dass er einfach nur mit seinem Vor- und Zunamen unterschrieben hatte, obwohl auf der Website der Uniklinik vor seinem Namen noch ein »Priv.-Doz. Dr. rer. nat.« stand. Ein Doktor mit Lehrauftrag sprach für Kompetenz; sie nicht bei jeder Gelegenheit raushängen zu lassen für entspanntes Understatement. Und so was leisten sich doch nur die Meister ihres

Fachs. Die Aufgeregten sind meistens nicht die Besten, weswegen sie ihren Anspruch in Schubkarren vor sich herschieben. Das war meine Erfahrung seit der Studienzeit, und sie bestätigte sich immer wieder, in jeder Branche und in allen Altersklassen. Das Schönste an der Mail, und damit der vierte Grund, war aber das »dann»! *... dann kommen Sie bitte am 12.06. um 11.30 Uhr.* Das »dann« klang, als wäre es die Fortführung einer Verhandlung, aber das Gegenteil war der Fall. Wir hatten ja überhaupt noch nicht miteinander gesprochen. Und das gefiel mir so gut. Ich hatte mich nicht erklären oder gar drängeln müssen. Prof. S. wusste offensichtlich von vornherein, was die Diagnose für mich bedeuten musste, und ohne viel Gewese umfasste er mit diesem »dann« meine Situation, bauschte sie weder auf noch spielte sie runter. Das gab mir ein gutes Gefühl, und ich spürte so etwas wie Vorfreude, als ich ins Bad ging. Mit K.S. im Boot würde vieles bestimmt leichter werden.

Während ich unter der Dusche stand, ließ ich die letzten Tage Revue passieren. Meine Krankschreibung hatte mir ungewohnte und vor allem völlig ungeplante Freizeit verschafft, mit der ich nun, so plötzlich, gar nichts anzufangen wusste. An meinen wenigen freien Tagen ging ich sonst zum Friseur, zur Kosmetik und natürlich zum Shoppen. Weil ich es nicht besser wusste, hatte ich die letzten drei Tage genau dasselbe gemacht. Es gab mir Halt. Toni ging arbeiten, als sei nichts passiert. Und ich brauchte nun, so rausgerissen aus meiner Jobroutine, Termine und Verpflichtungen, die es einzuhalten galt. Also hatte ich ab Dienstag begonnen, meinen bevorstehenden Krankenhausaufenthalt so zu planen, als würde ich zur Berlinale fahren. Nur ohne Glamourfaktor. Ich legte mir mehrere sportliche Outfits zu, die sich auf den Klinikfluren sicher gut machen würden, und kaufte züchtige Nachthemden und Schlafshirts – ich konnte mich auf Station ja wohl kaum in meinen Fremdgeh-Negligés präsentieren. Dazu hatte ich mich noch in ein Bademäntelchen verliebt. Es war pink-weiß-schwarz gestreift und vorne, auf der linken Brust, war ganz klein eine Minnie-Maus gestickt. Eigentlich fühlte ich mich mit nun achtundzwanzig zu alt für Disney-Figuren, aber sie war winzig, und sie tröstete mich: Als kleines Mädchen hatte ich eine Mickey-Maus-Quietschfigur, und irgendetwas an ihr hatte mich wiederholt in einen Tobsuchtsanfall getrieben. Ich konnte mich lebhaft daran erinnern, dass ich immer wieder und anscheinend grundlos erst in die Püppi reinbiss und sie danach mehrfach mit dem Kopf zuerst auf den Fußboden drosch. Vielleicht hoffte ich, dass das weibliche Pendant zu Mickey mich nun ebenso aggressiv machte. Aggressiv genug für den anstehenden Kampf.

Mit vollen Tüten also hatte ich mich bei meiner Friseurin auf den Stuhl geworfen und um eine Bobversion gebeten, die sich quasi von selbst stylte. Mit Schräg-Pony und gestuften Längen. Außerdem stellte ich gleich sicher, dass man mir zur Not auch direkt im Krankenhaus den Ansatz nachfärben würde – schließlich hatte mir bisher noch keiner sagen können, wie lange ich wirklich in der Klinik bleiben müsste. Ich brauchte dringend die Nummer sicher, was mein Aussehen anging. Um jeden Preis wollte ich so lange wie möglich meinen Standard halten. Dieser ganze Orga-Kram rund um mein Erscheinungsbild gab mir tatsächlich das Gefühl, die Situation einigermaßen im Griff zu haben. Mich vorzubereiten, mich einzukleiden und äußerlich auf Vordermann zu bringen, das kannte ich von vielen dienstlichen Projekten.

Und neue Fingernägel würden dem Ganzen noch den

letzten Schliff geben. Ich war ein großer Fan von Gelnägeln, eine frische Pediküre konnte nicht schaden – OP-fein von den Fingerspitzen bis zum kleinen Zeh sozusagen. Und da es mitten an einem frühen Nachmittag mitten in der Woche war, einer Zeit also, wo die meisten arbeiten gehen, hatte Tina sogar noch einen Spontantermin für mich frei.

Tina war seit fünf Jahren meine Kosmetikerin und über die Zeit zu meiner Freundin geworden. Sie sah aus wie eine Mischung aus Jennifer Lopez und Beyoncé, sehr lateinamerikanisch, mit einer dunklen Mähne bis zum Po. Tina sang gerne und lachte viel, trotzdem kannte ich kaum jemanden, der gleichzeitig so pragmatisch und analytisch war. Niemand konnte ihr ein X für ein U vormachen, und obwohl Tina vier Jahre jünger war als ich, kam sie mir trotz ihrer unbeschwerten Munterkeit oft abgeklärter und manchmal auch cleverer vor, als ich mich fühlte.

»Na Meine, du hast dir wohl mal frei genommen? Das machst du richtig!«, strahlte sie mich an, während sie das Blubberbad für meine Füßchen zurechtmachte.

Ich atmete tief durch. Sie war eine der Wenigen, die noch nicht Bescheid wussten. Ich hatte einfach keine Ahnung gehabt, wie ich diese dunkle Botschaft in ihren kunterbunten Garten pflanzen sollte. Also entschied ich mich mal wieder für die unfeine, direkte Art.

»Tina, ich hab Krebs.«

»Was?«

»Ja, aber meinen Geburtstag feiern wir natürlich!«

Entsetzt und ungläubig guckte Tina zu mir hoch. Ihre stark geschminkten Katzenaugen füllten sich sofort mit Tränen. Mein Kloß im Hals war so dick, dass ich dachte, ich würde daran ersticken. Ich schluckte und sie sagte nichts. Still saßen wir da, jede für sich, und weinten. Dann stand Tina auf, putzte sich laut die Nase, straffte die Schultern und sagte mit fester Stimme: »Mäuschen, das nützt alles nüscht. Da müssen wir durch!«

Und ich musste tatsächlich lachen. Sie hatte recht! Da musste das Mäuschen durch, und ich dachte an die Minnie-Maus, die auf meinem neuen Bademantel drauf war. Nachdem ich nun auch Tina auf den aktuellen Stand gebracht hatte, verbrachten wir die nächsten zwei Stunden damit, angemessene Farben für meine Nägel zu finden. Wir wählten ein sattes Pink für die Füße und zartes Rosa für meine Nagelspitzen. Das sah gepflegt aus, halbwegs dezent und dennoch funky. Sollten die mal alle staunen, was für eine fesche Patientin ich war! Als hätte ich keine anderen Probleme.

Die letzten Tage zogen mit hohem Tempo an mir vorbei. Und nun stand ich frisch geduscht und im französischen Ringel-Pulli-Look vor dem Behandlungszimmer von Prof. S.. Die Tür war nur angelehnt, ich klopfte wesentlich zaghafter an das Holz als mein Herz gegen meine Brust.

»Bitte!«, rief es gewinnend – beinahe fröhlich – von drinnen.

Ich drückte die Tür auf, und da saß er, der erste Therapeut meines Lebens und hoffentlich auch der letzte. K.S. sah so aus wie auf den Fotos von ihm im Internet: eine Mischung aus Wikinger und Buddha. Das runde Gesicht war komplett von roten Haaren umrahmt, um den Mund als Bart und auf dem Kopf als lange Locken. Seine Augen waren schmal und blitzten aufmerksam. Wie ein Fuchs, aber ein wohlig-dicker. Sein silbergraues T-Shirt glänzte und war nicht nur außergewöhnlich, sondern auch ein kleines My zu eng. Professor S.'s Augen blitzten belustigt, offensichtlich merkte er genau, dass ich ihn erwartungsvoll abcheckte. Ich stand immer noch im Türbogen.

»Kommen Sie ruhig rein!«

S. stand von seinem Schreibtisch auf und wies auf einen kleinen runden Tisch mit zwei Stühlen dran. Enttäuscht nahm ich dort Platz, während ich zu einem roten Samtsessel schielte, der in der anderen Zimmerecke thronte. Eigentlich hatte ich mich schon Stummfilmstar-mäßig räkelnd auf einer Couch gesehen, jetzt wollte ich wenigstens in diesem Comfort-Möbel sitzen. Aber S. liebte offensichtlich mehr das sachliche Gespräch Auge in Auge. Und so saßen wir uns gegenüber und blickten uns interessiert ins jeweilige Gesicht. Erst jetzt gaben wir uns die Hand.

»Ja, erst mal herzlichen Glückwunsch zu Ihrem Geburtstag. Auch wenn das hier kein besonders schöner Anlass ist.«

»Vielen Dank, vor allem dafür, dass ich so schnell einen Termin bei Ihnen bekommen habe. Überhaupt geht alles sehr schnell. Ich hab das Gefühl, dass ich gar nicht mehr hinterherkomme. Ich gehe shoppen und zum Friseur, als sei gar nichts passiert.«

»Das ist ganz normal, das sind einschneidende Erlebnisse, die erst viel später verarbeitet werden können. In Ihrem Kopf wirbeln jetzt viele neue Informationen durcheinander. Fühlen Sie sich von den Ärzten denn genügend aufgeklärt? Haben Sie noch Fragen zu den bevorstehenden Behandlungen?«

»Eigentlich nicht. Also, ja: Ich fühle mich erst mal genug aufgeklärt!«

»Machen Sie nur nicht den Fehler, zu viel in irgendwelchen Krebsforen zu lesen. Es gibt, wie bei jeder Krankheit, auch hier leider Betroffene, die sich gegenseitig eher hochschaukeln. Jede Diagnose und jeder Krankheitsverlauf ist individuell. Ich empfehle Ihnen das Angebot der Deutschen Krebshilfe oder ...«

»Ich habe noch gar nichts gegoogelt. Nur Sie!«

S. schmunzelte. Es stimmte tatsächlich und war allein deshalb so merkwürdig, weil ich durch meinen Job normalerweise ständig online bin. Doch in den letzten Tagen hatte ich sogar meine Mails nur noch sporadisch gecheckt.

Das hatte seinen Grund: Kurze Zeit nach meinem Telefonat mit Kristin, ich war gerade mit Toni auf dem Weg zum Konzert, rief sie mich noch einmal ganz erschüttert an: »Frau Klehn, du hast was ganz Schlimmes. Ich hab mir das im Internet alles durchgelesen ...«

Ich hatte sie mit einem zickigen »Da kann ich auch nichts dafür!« abgewürgt, was sie mir als beste Freundin nicht übelgenommen hatte. Die Lust auf eine investigative Google-Recherche war mir ab da allerdings – oder glücklicherweise – gründlich vergangen.

»Das ist auch gut so«, bestätigte mich mein neuer Therapeut.

»Wir warten ab, was die Staging-Untersuchungen und die Lymphknotenentnahme sagen, und dann können wir mit konkreten Anhaltspunkten weitergucken. Und von da an empfehle ich Ihnen aber, dass Sie sich so kundig wie möglich machen. Nur bei Foren sollten Sie kritisch sein, die können viel kaputtmachen und noch mehr ins Grübeln bringen, besonders, wenn man nachts nicht schlafen kann. Können Sie denn schlafen?«

»Ich könnte nur schlafen. Wach bin ich viel zu niedergeschlagen. Schlafen ist wie eine Flucht für mich. Das war aber schon immer so.«

»Dann seien Sie froh, das unterscheidet Sie schon mal von vielen Patienten. Die meisten sind völlig übermüdet und dadurch noch ängstlicher. Schlaf ist gut, schlafen Sie ruhig so viel wie möglich.«

»Sie wissen wohl schon genau, was mich in den nächsten Tagen erwartet? Weil Sie von der Lymphknotenentnahme gesprochen haben?«

»Natürlich. Ich hab Ihre Krankenakte hier.« S. lächelte mich sehr freundlich an.

»Davor habe ich die meiste Angst. Weil ich denke, dass ich danach für den Rest meines Lebens immer erkältet bin.«

»Das wird nicht passieren! Ihr Immunsystem wird das schnell ausgleichen können. Sie haben ja ganz viele Lymphknoten.«

»Und ich denke die ganze Zeit ›malignes Melanom‹. Das steht überall, wo ich hingucke, geschrieben. Und es sieht dann so aus wie auf meinem Überweisungsschein von meiner Hautärztin für die Uniklinik.«

»Das ist eine Schockreaktion. Sie stehen unter Schock. Das ist nach solch einer Diagnose leider ganz normal.«

»Geht das wieder weg?«

»Das geht wieder weg.«

»Darf ich Ihnen noch was erzählen? Auch wenn es nichts mit Krebs zu tun hat?«

»Sie dürfen mir alles erzählen.«

S. sprach mit einer bestechend einfachen Klarheit. In seinen Sätzen schwang eine liebevolle Bestimmtheit mit, die mir das Gefühl gab, dass alles, was ich sagte, seine Richtigkeit haben würde. Also vertraute ich mich ihm an. Ich erzählte, dass ich meinen Ehemann betrog und nun spürte, dass der eigentlich Liebste mit mir offensichtlich überfordert war und der unverhoffte Liebhaber mein Schicksal von Tag zu Tag mehr mittrug. Und dass ich mich dennoch komplett zwischen den Stühlen fühlte.

»Sie müssen sich gar nicht entscheiden. Sie sind jetzt krank und müssen mitnehmen, was Ihnen guttut!«

»Finden Sie mein Verhalten gar nicht unmoralisch?«

S. lachte zum ersten Mal laut und herzlich.

»Nein, liebe Frau Klehn, ich finde Ihr Verhalten äußerst menschlich. Und ehrlich gesagt ist das das Beste, was Ihnen passieren konnte. Sie sind frisch verknallt! Ich wünschte, dass noch mehr meiner Patienten ihre Krebserkrankung so angehen könnten!«

»Aber was soll ich denn machen?«

»Gar nichts. Sie machen so weiter wie bisher. Sie holen sich von Ihrem Freund die ganze Kraft, Unterstützung und Leidenschaft, die er Ihnen geben will. Und Ihren Mann nutzen Sie auch als Stütze. Wenn er emotional keine ist, dann wenigstens eine praktische. Und wenn er nur für Sie einkaufen geht oder den Haushalt schmeißt. Das ist auch nicht unwichtig. Und das ist kein Ausnutzen, es ist schließlich Ihr Mann, er hat Sie ja geheiratet. Und da Ihr Freund weit weg arbeitet, besteht offensichtlich nicht die Gefahr, dass die beiden sich an Ihrem Krankenbett gegenüberstehen.«

Ich musste lachen, obwohl mir bei der Vorstellung eigentlich eher schlecht werden sollte.

»Nein, das nicht. Aber Max möchte, dass ich ihn so schnell wie möglich besuchen komme. Er denkt, ich würde mich dort ganz toll erholen. Das ist irgendwo im Nirgendwo«, fügte ich konspirativ hinzu.

»Da hat er sicherlich gar nicht so unrecht. Ich rate allen mobilen Patienten zu einem schnellstmöglichen Tapetenwechsel. Das sollten Sie tatsächlich machen, wenn sie sich kräftig genug fühlen. Entweder dorthin, oder Sie planen eine Reise mit Ihrem Mann. Da wird sich in der nächsten Zeit sicher einiges fügen. Jetzt konzentrieren wir uns aber erst einmal auf die nächste Woche. Sie sind dann stationär auf der HAUT 1. Melden Sie sich bitte, wenn Sie wieder entlassen sind, dann machen wir den nächsten Termin aus. Und nun feiern Sie mal so schön, wie es nur geht, Ihren Geburtstag. Sie feiern heute doch, oder?!«

»Na klar, ich geb 'ne Riesenparty!«

»Das habe ich mir bei Ihnen gedacht.«

Ich fühlte mich nicht bewertet, sondern erkannt. Das war ja mal recht geradlinig gelaufen. Guten Therapeut finden: checked!

Auf dem Heimweg hatte ich die ganze Zeit Max am Ohr. Auch er schien von Prof. S. angetan, aber ich lobte ihn auch in so hohen Tönen, dass ihm keine andere Wahl blieb. Den Großteil des Weges sprachen wir aber ausnahmsweise mal nicht über meine Krankheit – die Gespräche in den vergangenen zweiundsiebzig Stunden waren ausschließlich davon bestimmt gewesen –, sondern über mein Geburtstagsgeschenk, das Max für mich ausgesucht hatte. Und das ich heute definitiv nicht bekommen würde.

»Ich hab es extra an den Sender zu Renés Händen geschickt, der sollte dir das heute Abend mitbringen und so tun, als wäre es von ihm ...«

Allein das rührte mich mehr als die Tatsache, dass Max sich eine Überraschung für mich ausgedacht hatte. Dass er mein Umfeld kannte und mir zuhörte und genau wusste, wer was mit mir zu tun hatte.

»... aber hier wird dermaßen unregelmäßig die Post abgeholt – ich glaube, das ist heute erst weggegangen. Das kommt auf keinen Fall heute in Leipzig an. Nun hast du Geburtstag und kein Geschenk von mir!«

»Max, das ist mir total egal, ehrlich!«

»Aber mir nicht!«

»Dann krieg ich es nächste Woche. Das ist doch im Sender erst mal sicher. René ist jeden Tag da und bringt es mir später.«

»Dann soll er es dir ins Krankenhaus bringen. Das darf dort aber nicht geklaut werden.«

»Das wird nicht geklaut.«

»Es wäre auch schade drum.«

»Wenn irgendeine Gefahr droht, gebe ich es René wieder mit zur Sicherungsverwahrung!«

»Ja, okay. Dann sag das René heute aber noch mal. Dass das Geschenk kommt und er es dir dann gleich geben soll.«

»Ja! Jetzt reicht's mir aber!«

Wir lachten und legten auf. Wie schön sich Normalität anfühlte. Wenn man das unter all den Umständen so nennen konnte.

Als ich die Wohnungstür öffnete, stand auf dem Garderobenschrank mir gegenüber ein überdimensionaler, bildschöner Blumenstrauß. Wow, da hatte sich Toni ja ins Zeug gelegt. So ein Riesending hatte er mir noch nie geschenkt.

»Der ist ja wundervoll!«, rief ich in die Wohnung, und mein Herz klopfte tatsächlich schneller.

Toni, der anlässlich meines Ehrentages ausnahmsweise früher Feierabend gemacht hatte, schlenderte mir mit den Händen in den Hosentaschen aus dem Wohnzimmer entgegen.

»Ja, der ist gerade für dich abgegeben worden«, sagte er irgendwie angesäuert. Oder bildete ich mir das nur ein? Max würde doch nicht ...?! Ich war alarmiert – und gleichzeitig auch enttäuscht, dass der Strauß nicht von Toni war.

»Da steckt eine Karte drin«, sagte Toni, und ich war mir nicht sicher, ob es süffisant klang.

Ich öffnete den weißen Umschlag und zog eine bunte Karte raus. Drauf stand »Gute Besserung« und drinnen hatten alle, aber auch wirklich alle meine Kollegen unterschrieben. »Wir denken an Dich und Du fehlst uns. Deine ›hier ab vier‹-ler!«

Mir kamen die Tränen. Das war so süß.

»Der ist von meiner Arbeit«, wimmerte ich.

»Na, ist doch schön!«, erwiderte Toni und schlenderte ungerührt ins Wohnzimmer zurück.

Es war kurz nach sechs, als es zum ersten Mal an der Haustür klingelte. Ich knallte mir mit der flachen Hand kräftig gegen die Stirn. Das »maligne Melanom« leckte schon wieder mit seiner Teufelszunge unkontrolliert an meinem Ohr. Ich wollte das blöde Doppel-M nun mit aller Kraft aus meinen Gehirnwindungen vertreiben. Denn jetzt fing meine Geburtstagsparty an. Und alles Unheil sollte durch sie gestoppt werden. Oder wenigstens betäubt für ein paar Stunden dank Wein, Weib, Gesang und all meinen Freunden und Bekannten. Die sowieso schon groß angelegte Feier hatte ich nach dem Horror-Montag noch um ein Vielfaches erweitert, zwischen Friseur, Kosmetik und Kaufhaus noch Essen und Getränke aufgestockt sowie das ganze Haus mit Zetteln tapeziert, dass entweder alle Nachbarn mitfeiern oder sich bitteschön Ohropax bereitlegen sollten. Ich kannte diesmal kein Mitleid und keine Rücksicht. Es konnte schließlich die letzte Sause meines Lebens werden, und die sollte noch mal richtig krachen.
Ich drückte auf den Türsummer und atmete tief durch. Neben dem wonnigen Geburtstagsgefühl wohnte gleichzeitig auch schon immer eine ganz besondere Zerbrechlichkeit in mir. Ich hatte stets die diffuse Angst, dass mein Geburtstag durch irgendetwas getrübt werden könnte, was dann in meiner Verantwortung lag. Heute war das Ängstliche, zumindest in dieser Hinsicht, komplett weg. Ich hatte Krebs und damit Narrenfreiheit. Egal ob die Party ein Hit oder ein Reinfall werden würde – mir würde ganz sicher niemand die Schuld dafür geben.

Um acht war die Bude voll. Während die ersten Gäste mich noch still und traurig in den Arm genommen und mit mir noch einmal die Details der kommenden Woche durchgekaspert hatten, wurde die Stimmung mit jedem Gast ausgelassener. Ich merkte wohl, dass einige Leute, mit denen ich fest gerechnet hatte, weder gekommen waren noch vorher abgesagt hatten. Und ich fragte mich kurz, ob diesen Menschen mein Schicksal egal war oder ob sie nur Unglück im Allgemeinen mieden. Oder ob ich jetzt, mit Krebs, als mieser Gastgeber galt. Aber jeden Moment des Nachdenkens bekämpfte ich verbissen, wirbelte von einer Ecke der Wohnung in die andere. Ich mixte die Bloody Marys meines Lebens, indem ich den Tomatensaft nur der Farbe wegen dazugab, stieß mit jedem doppelt und dreifach an – und wurde einfach nicht besoffen. Ich fühlte mich so klar im Kopf wie selten, obwohl ich bestimmt schon vier Hammer-Drinks intus hatte. So sehr ich mir den Rausch herbeigesehnt hatte – auch weil ich mich durch Dr. M.'s Ermahnung, erst ab Samstag nüchtern zu bleiben, schon fast dazu verpflichtet fühlte –, das benebelte Gefühl wollte sich einfach nicht einstellen. Dafür wurde ich mit Geschenken überhäuft, genauso, wie ich es unverschämter Weise schon am Morgen erwartet hatte. Auf meinem hellgrünen Sofa konnte inzwischen niemand mehr sitzen, so stapelten sich dort die Päckchen und Pakete.

»Auspacken, Auspacken!«

Kurz vor zehn heulte und trampelte meine Meute drauflos. Wenigstens bei ihnen hauten die Cocktails ordentlich rein. Ich ließ mich von der Aufregung anstecken, stieg auf einen Stuhl und begann ebenfalls zu brüllen: »Achtung, Achtung, das Geburtstagskind packt die Gaben aus, die in diesem Jahr ja besonders reichhaltig ausfallen! Guckt bitte alle zu!«

Alle klatschten und bildeten einen Kreis um mich. Ich liebte es, meine Geschenke vor allen zu öffnen, und meine öffentliche Freude war auch für meine Freunde zu einer schönen Tradition geworden. Aufgeregt griff ich zum ersten Päckchen.

»Das ist von mir«, schrie meine Freundin Bianca hysterisch und schmiss ihre dicken roten Flechtzöpfe auf den Rücken. Sie drängelte sich zwischen den anderen Kindern durch und warf sich neben mich auf den flauschigen Teppich vor der Geschenkecouch.

»Das ist mein Geschenk, und das ist was ganz Geiles!«, erklärte sie strahlend in die Menge. Ihre Bäckchen waren ganz rot. »Mach mal auf! Das habe ich dir mit ganz viel Liebe ausgesucht!«

Ich knibbelte vorsichtig das Klebeband von dem pinken Geschenkpapier.

»Reiß doch mal. Das kannst du ruhig aufreißen!«

Bianca hüpfte aufgeregt mit dem Po auf und ab.

»Nee, ich will nie reißen. Das ist so schön verpackt»

Ich riss Geschenke wirklich nicht gerne auf. Früher als Kind und zu Zeiten der »Kevin allein zu Haus«-Filme fand ich es natürlich toll, wenn Macaulay Culkin und seine Geschwister ihre Weihnachtspäckchen auffetzten wie die Berserker. Aber nachdem ich es selber einmal so gemacht hatte, merkte ich, dass mir das nichts brachte, denn ich bin ein großer Fan von Vorfreude. Also knibbelte ich langsam und mit Genuss. Meistens packe ich so vorsichtig aus, dass man das Papier dann noch mal verwenden könnte.

Bianca schien sich vor Freude fast zu verschlucken, als ich schließlich eine durchsichtige Plasteverpackung in der Hand hielt, in der zwei goldene Kullern steckten. Auf einem Foto über den Kullern war ein laszives Sexhäschen abgebildet.

Bevor ich schalten konnte, quietschte Bianca los: »Das sind Liebeskugeln! Nur für dich!«

Alles pfiff und johlte, und ich spürte, wie nun auch der Letzte die öffentliche Auspackung für eine tolle Idee hielt.

»Wow, so was habe ich noch gar nicht!«

Um ehrlich zu sein, hatte ich Derartiges überhaupt nicht, nicht mal einen normalen Vibrator nannte ich mein Eigen. Ich war in dieser Hinsicht eher praktisch veranlagt.

»Wann, wenn nicht jetzt!«

Ich war wirklich gerührt, weil es so schräg gedacht war, dass ich es absolut passend fand!

»Da ist noch was drin!«

Ich fand einen schwarzen Spitzenslip, der im Schritt offen war. »Genau das Richtige fürs Krankenhaus! Da werden die Docs aber gucken!«

Wir schmissen uns alle weg vor Lachen, und mir tat das unglaublich gut.

»Du, die Kugeln musste mal reinmachen, wenn du Straßenbahn fährst! Das kann ich dir nur empfehlen«, flüsterte mir Bianca anzüglich ins Ohr. »Oder setz dich damit mal auf die Waschmaschine!«

Ich gab ihr einen dicken Kuss auf den Mund und war stolz. Mein erstes Sexspielzeug. Das musste ich nachher gleich Max erzählen.

Es folgte eine wahre Bescherungsflut, und wirklich alle hatten sich im Vorfeld viele Gedanken gemacht: Kristin schenkte mir einen niedlichen Korb voller Picknickutensilien und verschiedenen Unternehmungsgutscheinen für alle kommenden Jahreszeiten: »Und wenn ich dich zwingen muss, das machen wir alles, und zwar gemeinsam!«

Die Kollegen, die an den Schreibtischen vor und hinter mir saßen, hatten zusammengelegt und mir einen Ring mit einem riesigen runden Bergkristall gekauft, der nicht nur toll aussah, sondern auch gegen Hauterkrankungen helfen sollte. René und Oli schenkten mir ein silbernes Bettelarmband mit Anhängern, die für gemeinsame Erinnerungen standen. Ich bekam einen hochgeschlossenen Badeanzug mit einer Flasche 50+ High-End-Sonnenschutz und eine Karte dazu, auf der stand: »Wo Licht ist, ist auch Schatten. Go on!« Meine Nachbarin Anna, eine Landwirtin, schenkte mir einen Gutschein für eine Treckerfahrt und ein echtes Schweizer Taschenmesser, weil »einem das in jeder Lebenslage zur Seite steht». Das alles stand bald neben unzähligen Büchern und Hörbüchern auf einem Geburtstagstisch, der bis zum Bersten gefüllt war.

Voller Dankbarkeit blickte ich in die Gesichter meiner Freunde, Bekannten, Nachbarn und Kollegen.

Ich wollte eine Rede halten und hatte dafür eine prima Idee. In Windeseile füllte ich kleine Gläser mit grünem Pfefferminzlikör, den ich nur aus Jux gekauft hatte. Jetzt sollte er zu einem Symbol werden. Als jeder ein Glas in der Hand hielt, hob ich das meine in die Luft.

»Ich danke euch allen von Herzen, dass ihr euer Leben mit mir teilt und an meinem so viel Anteil nehmt. Ihr wisst ja alle, dass die nächsten Wochen entscheidend sind. Aber selbst, wenn das die letzte Party und der letzte Geburtstag meines Lebens ist – ihr macht das alles zu etwas ganz Besonderem und gebt mir damit sehr viel Kraft. Und deshalb erhebt mit mir eure Gläser! Denn grün ist die Hoffnung!« Mir stockte die Stimme.

Alle standen andächtig vor mir und hielten die grün gefüllten Gläser in die Höhe. Viele weinten. Ich setzte mein Glas an die Lippen, legte den Kopf in den Nacken und trank in einem Zug alles aus. Als ich wieder geradeaus guckte, setzte der Rausch ein. Der eklige Pfeffi hatte endlich das geschafft, wonach ich mich den ganzen Abend sehnte.

Am nächsten Morgen platzte mir der Kopf. In der Wohnung hingen mehrere Bilder schief, ohne dass ich wusste, wie es so weit kommen konnte. Alles, woran ich mich erinnerte, war, dass wir alle wie wild tanzten, dass ein entfernter Bekannter ein Schläfchen in meinem Ehebett machte und dass wir einen meiner Lieblingskollegen, der sonst absolut solide war, irgendwann nicht mehr vom Klo bekamen. Auf meinem Handy stapelten sich die SMS, was das doch für eine endgeile Party gewesen sei. Von denen, die weggeblieben waren, hatte sich auch heute kein Einziger gemeldet. Dennoch war ich zufrieden.

Nun wollte ich noch mal zu Tina in den Kosmetiksalon, um mir das erste Intimwaxing meines Lebens machen zu lassen – nicht, weil ich jetzt stolze Besitzerin von Liebeskugeln und eines schrittoffenen Slips war, sondern aus praktischen Gründen.

»Wenn es bei dir um die Lymphknoten geht, dann wollen die, dass du extra-frisch rasiert in den OP gehst. Und dafür geben die dir dann so einen Einwegrasierer, weil du aus hygienischen Gründen nicht deinen eigenen benutzen sollst. Da wachse ich dir lieber alles weg. Dann ersparst du dir das im Krankenhaus. Außerdem ist ein Waxing super gegen Katerkopfschmerz«, hatte mir Tina schon während der Maniküre empfohlen.

Was genau sie damit meinte, merkte ich beim ersten »Ratsch« auf meiner Intimzonen-Haut. Der Schmerz war dermaßen durchdringend, dass ich sofort klar im Kopf wurde. Nach einer Stunde war ich am kompletten Körper seidig glatt.

»So, meine Schöne!« Tina nahm meine beiden Hände in ihre. »Jetzt bist du perfekt vorbereitet. Der Rest kann nur noch gut gehen!«

Ich musste lachen. Beinahe dasselbe hatte sie gesagt, als

sie vor fast genau einem Jahr mit meinem Hochzeits-Make-up fertig war. Wenn der »Rest« von damals, also meine Ehe, schon nicht so richtig gut ging, dann konnte es doch jetzt nur besser werden.

»Übrigens habe ich noch eine schöne Nachricht: Ich hab den Termin für meine Nasen-OP bekommen! Der ist nächsten Donnerstag. Wir sind also schön zusammen in der Uniklinik. Da machen wir es uns aber gemütlich!«

Tina strahlte. Nachdem ihr Freund ihr vor ein paar Monaten in einem Moment der Leidenschaft einen heftigen Nasenstüber gegeben hatte, erzählte sie immer wieder stolz: »Ich habe mir die Nase gebrochen. Beim Sex!« Seitdem war ihr Näschen ein kleines bisschen schief und musste gerichtet werden. Ein Zufall, dass es ausgerechnet jetzt klappte. Ich hatte allerdings Bedenken, ob es wirklich so gemütlich mit uns werden würde.

»Wir liegen doch dann aber nicht auf der gleichen Station«, sagte ich traurig.

»Na, aber ich kann doch bestimmt ganz schnell wieder rumlaufen. Ich komme dann einfach zu dir! Drei Nächte bleibe ich. Hoffentlich liegen wir nicht mit ganz alten Frauen im Zimmer, die quatschen so viel. Am besten, wir nehmen extra große Ohrenstöpsel mit!«

Damit war das Problem für Tina erledigt. Mir hingegen lief es siedendheiß über den Rücken. Dass ich im Krankenhaus nicht alleine sein würde, darüber hatte ich noch gar nicht nachgedacht.

»Ich brauche unbedingt ein Einzelzimmer! Toni, ich brauche dringend ein Einzelzimmer! Wie kann ich das noch klären?«

Es war Samstag, und am Montag ging das große Abenteuer los. Ich kriegte fast Panik. Auf gar keinen Fall wollte ich das Zimmer – und vor allem die Toilette – mit fremden Menschen teilen. Ich hatte Angst vor Scham-Verstopfung und fremden Krankengeschichten.

»Ich weiß nicht, ob du ein Einzelzimmer kriegst, du bist ja nicht privat versichert ...«

»Aber so was kann man doch privat bezahlen. Es ist mir egal, wie viel das kostet!«

Toni fing sofort an, mit den Kieferknochen zu mahlen.

»Das ist nicht dein Ernst, dass du mir das Einzelzimmer verbieten willst, weil ich dafür Geld ausgebe!«

»Nein, nein, ich kann das schon verstehen! Steht denn gar nichts auf den ganzen Zetteln, die du mitbekommen hast?«

Die Zettel! Mit den Nacktmännern drauf! Die hatte ich am Montag einfach ins Regal gepfeffert, ohne noch einmal genauer drauf zu gucken. Wer weiß, was da alles drin stand und was ich nicht beachtet hatte. Hektisch kramte ich die Blätter hervor.

Operation eines malignen Melanoms der Haut
ggf. mit Lymphknotenausräumung und Spülbehandlung

stand oben drauf, drunter guckte mich ein gezeichnetes männliches Gesicht an, das völlig unberührt war, daneben die beiden nackigen Jungs. Über die Schlüppis und den gesamten Oberkörper hatte Dr. M. diverse Striche und Kreise gesetzt – offensichtlich sollten die Kritzeleien meinen Tumor, meine Lymphknoten und die möglichen Wege zwischen Ersterem und Letzteren darstellen. So weit, so beschissen.

Nebendran wurde das maligne Melanom noch mal kurz und bündig beschrieben.

Sehr geehrte Patientin, sehr geehrter Patient,
das maligne Melanom ist ein bösartiger Tumor der Haut, der aus den pigmenttragenden Zellen der oberen Hautschicht entsteht. Es ist meist dunkelbraun bis schwarz gefärbt, kann aber auch unregelmäßig pigmentiert (»gescheckt») oder sogar unpigmentiert sein.

Mein malignes Melanom hatte eher wie eine Blase ausgesehen, ein Bläschen mit einem schwarzen Punkt drin. Ich las weiter.

Der Tumor kann sich überall am Körper bilden, auch unter Finger- und Zehennägeln.

O Gott, die Behandlung in diesem Fall wollte ich mir gar nicht vorstellen. Angewidert schüttelte ich mich.

Es breitet sich flach aus und/oder wächst in die Tiefe.

Clark-Level IV von V. Eindeutig ein Tiefwachser.

Das maligne Melanom kann Tochtergeschwülste im übrigen Körper absiedeln.
Verglichen mit anderen bösartigen Tumoren bestehen sehr gute Heilungsaussichten, wenn das maligne Melanom frühzeitig erkannt und operiert wird.

Ich atmete laut und schwer aus. Angst kroch mir wie schwerer Nebel in die Knochen, und ich spürte ihr Ziehen außer in Armen und Kehle nun auch noch im Rücken und in den Kniekehlen. Auf den nächsten drei Seiten wurde der mir bevorstehende Eingriff erklärt, von Sicherheitsabstand bis zur kompletten Ausräumung der Lymphknoten.

Bei dem Absatz »Hautverschiebung zur Deckung der entstanden Wunde durch die Entfernung des Tumors« hörte ich auf zu lesen. Mir war schlecht, und ich wollte das alles gar nicht so genau wissen. Viel eher wollte ich ein Einzelzimmer – und zwischen Seite zwei und drei der Unterhosen-Broschüre lag auch der eigentlich gesuchte Zettel: Das Merkblatt für meine stationäre Aufnahme mit der Telefonnummer zum Schwesternzimmer.

Nach dem sechsten Klingeln ging jemand ran.

»Universitätsklinik, Haut 1, Schwester C.«

»Guten Tag, mein Name ist Susanne Klehn. Ich hab am Montag bei Ihnen einen Termin und werde am Dienstag operiert. Und ich hätte bitte gern unbedingt ein Einzelzimmer, wenn das geht.«

»Ich brauch mal bitte das Geburtsdatum.«

»12.6.1981.«

»Ah, Klehn, Susanne. Hier hab ich Sie. Malignes Melanom. Ja, Montag halb acht zur Aufnahme. Da melden Sie sich bitte hier im Schwesternzimmer, mit allen Befunden und Ihrer Versichertenkarte von der Krankenkasse. Bitte praktische Sachen mitbringen und wenn es geht keine Wertgegenstände.«

»Ja, aber ich möchte bitte dringend ein Einzelzimmer haben. Geht das denn? Ich bezahle das auch gerne privat.«

Oh, bitte, bitte.

»Hmm, das kann ich Ihnen nicht versprechen. Wir haben nur ein Einzelzimmer. Das müssen wir dann Montag früh spontan entscheiden.«

»Aber wird das denn klappen?«

»Das sehen wir am Montag. Haben Sie sonst noch Fragen?«

»Nein.«

»Na, dann ein schönes Wochenende! Wiederhören!«

Schwester C. hatte gut reden. Ich legte auf, und mein Herz war schwer.

Ich reiste mit zwei Koffern und einem Beautycase an. Ein Koffer war für Klamotten, der andere voll von Entertainment: alle Geburtstagshörbücher, iPod, Laptop, drei Krimis und alle sechs Staffeln von »Sex and the City». Ich konnte mir überhaupt nicht vorstellen, tagelang nur rumzuliegen, und fürchtete nicht nur Metastasen im Körper, sondern auch den Tod durch Langeweile. Deshalb hatte ich vorgebeugt. Dass mein Gepäckhaufen eher vor eine Hotelrezeption als auf einen Krankenhausflur passte, war mir egal. Mein ganzes Gerödel stand also draußen, und ich saß drinnen im Schwesternzimmer. Es war fünf vor halb acht. Mir wurde Blut gezogen. Toni stand mir gegenüber und war sehr blass um die Nase.

»Frau Klehn, unsere Praktikantin Anna bringt Sie gleich auf Ihr Zimmer und erklärt Ihnen alles. Richten Sie sich bitte ein. Um halb zehn bringt Sie unser Zivi zur ersten Untersuchung. Davor legen wir Ihnen noch einen Zugang zur Vene. Am besten an der Hand, das wird für Sie angenehmer, der bleibt ja ein paar Tage. Morgen ist dann die OP. Bitte mal fest draufdrücken.«

Ich drückte auf den Wattebausch in meiner Armbeuge und hatte einen dicken Kloß im Hals.

»Wer ist denn Ihre Kontaktperson im Notfall?«

Instinktiv holte ich Luft ...

»Das bin ich. Ich bin der Ehemann!«

Toni sagte das sehr ernst und eher wütend als stolz. Und ich, ich hätte mich vor lauter Angst beinahe verraten und Max' Namen genannt.

Als Toni seine Mobilnummer aufsagte, brachen bei mir die Dämme. Ich schluchzte und zitterte drauflos, völlig verzweifelt, verängstigt, klein und so voll Sehnsucht nach einem normalen Leben ohne Stress und Steine im Weg, dass es mich beinahe zerriss.

»Sie haben wohl große Angst?«

Den Blick der Schwester konnte ich nicht deuten. Sie war schlank, sehr attraktiv und trug fast die gleiche Bobfrisur wie ich, nur in dunkel. An ihrem Kittel war ein bunt bemaltes Namensschild befestigt, C. stand mit roter Farbe drauf. Es war die Schwester vom Telefon. Und wer bunte Namensschilder trug, der hatte doch auch sein Herz am rechten Fleck. Oder?

»Ich sterbe vor Angst«, wimmerte ich.

»Na, gestorben wird hier noch lange nicht.«

Damit schien das Thema erledigt. Ich wurde Praktikantin Anna übergeben, die vor dem Schwesternzimmer ungläubig auf mein Gepäck starrte.

»Das brauche ich alles!«, heulte ich sie zickig an.

»Ich zeige Ihnen mal Ihr Zimmer! Soll ich Ihnen was abnehmen?«

»Das mach ich schon!« Toni nahm das sauschwere Gepäck, alles auf einmal. Seine Kieferknochen spielten Erdbeben. Mir pulsierten die Schläfen. Mit klopfenden Herzen folgte ich Anna zum anderen Ende des Flurs. Sie öffnete eine Tür, ich ging rein und brach innerlich fast zusammen.

»Woanders hätten wir Ihre Sachen ja auch gar nicht unterbekommen«, lächelte Anna mich verständnisvoll an.

Ich hatte das Einzelzimmer.

Ich heulte beim Auspacken, ich heulte, als Toni Prepaidkarten für Telefon und Fernsehgerät besorgte, und noch mehr, als er nur eine dreiviertel Stunde nach meiner Einweisung zur Arbeit ging.

In sportlicher Leggins mit passendem Shirt, natürlich

beides neu gekauft, saß ich auf dem Bett und heulte. Heulte, heulte, heulte.

Die Tür ging auf und die hübsche Schwester C. kam rein. Sie guckte auf meinen Krankenhausbeistelltisch, der voller Bücher lag.

»Die müssen dann aber noch weg, da kommt ab morgen Ihr Essen drauf, wenn Sie operiert sind. Ein paar Sachen sind okay, aber so voll darf der Tisch nicht sein. Und das hier brauchen wir erst mal gar nicht!«

Die Schwester griff sich einen gelben Wälzer. »Das Anti-Krebsbuch – Was uns schützt: Vorbeugen und Nachsorgen mit natürlichen Mitteln« stand vorne drauf, und ich hatte es auf den liebevollen und dringenden Befehl von Max hin gekauft.

In den letzten Tagen hatte er mich immer wieder bekniet, mich mit meiner psychischen Einstellung und vor allem mit meiner Ernährung zu beschäftigen, weil seiner Meinung nach der Lebensstil entscheidend *zum* beziehungsweise *gegen* den Krebs beitragen konnte. Und genau das wurde in dem Buch ausführlich erklärt.

»Frau Klehn, so was müssen Sie doch jetzt nicht lesen. Das kommt gleich mal wieder in die Tasche!«

»Doch, das muss ich! Das ist ein gutes Buch, das ist ja fürs Überleben und nicht für die Krankheit!«

Max wäre stolz auf mich. Vor wenigen Wochen hätte ich allerdings noch genauso wie die Schwester reagiert. Eigentlich sogar noch vor wenigen Tagen. Jetzt klammerte ich mich an jeden von Max' Ratschlägen. Sie gaben mir das Gefühl, bei ihm zu sein.

»Sie nimmt das alles ganz schön mit, oder?«

Statt einer Antwort schluchzte ich.

»Sie haben schöne Haare«, sagte ich dann, leise.

»Na, Sie erst mal!«

Die Schwester lachte und ging ohne Tschüss aus dem Zimmer. Nach einer halben Minute kam sie wieder, mit einer Spritze in der Hand.

»Machen Sie mal den Mund auf!«

»Waaas?«, fragte ich entsetzt. »Kriege ich etwa eine Spritze in den Mund?«

Die Braunüle in der Hand reichte mir schon.

»Quatsch! Machen Sie mal auf!«

Ich gehorchte, und die Schwester drückte ab. Ohne Piks schoss mir eine bittere Flüssigkeit in den Mund.

»Schlucken!«

Ich gehorchte wieder. Die Schwester streichelte meinen Kopf.

»Damit werden die nächsten Stunden ein bisschen leichter für Sie!«

Meine oberen Schneidezähne wurden taub wie sonst nach dem dritten Wodka. Das war ein Shot, nur mit einem Beruhigungsmittel statt mit Alkohol. Von dem Moment an liebte ich Schwester C. heiß und innig.

Wie in Watte gepackt saß ich auf der Reihe von Holzstühlen, die an der Wand festgeschraubt waren. An der Wand seitlich von mir stand »Nuklearmedizin«. Das klang bedrohlich, doch unter der vor mir liegenden Untersuchung konnte ich mir rein gar nichts vorstellen. Seit dem Special-Cocktail von meiner neuen Lieblingsschwester war ich mutig und tränen- und sogar beinahe gedankenfrei.

Ich hatte meinen iPod in den Ohren und hörte »Tanz der Moleküle« von MIA. Mieze sang: »Mein Herz tanzt. Und jedes Molekül bewegt sich ...« Beinahe wollte ich schon das »Uuhuhuu« mitsingen, da ging die Tür zum Untersuchungszimmer auf. Ein dünne blonde Ärztin stand vor mir. Ich sah sofort, dass sie kaum älter war als ich.

»Frau Klehn, kommen Sie bitte.«

Kein Lächeln, keine Freundlichkeit. Kaum Blickkontakt. Meine »gute« Stimmung war augenblicklich vorbei.

»Machen Sie sich bitte frei, den Slip können Sie anlassen. Und dann legen Sie sich bitte hierher auf den Bauch.«

»Hierher« war eine schmale Pritsche. Am Fußende befand sich eine gigantische Apparatur. Der Behandlungsraum war riesig und alles sah aus wie in einem Raumschiff. Betäubt legte ich meine Klamotten samt iPod auf einen Stuhl und kletterte bäuchlings auf die Liege.

Plötzlich standen außer der Ärztin noch drei männliche Weißkittel im Raum, die sich grußlos um mich herum postierten.

»So, das ist ein noduläres malignes Melanom in der Flanke.« Sie rasselte unbeeindruckt meine Daten runter, meine Tumorgröße, meinen Clark-Level und schloss ihre Ausführung mit den Worten: »Das ist also schon etwas größer und vor allem recht tief.«

Die Jungärztin war offensichtlich bereits befugt, andere Jungärzte einzuarbeiten.

»Und hat das denn schon gestreut?«, fragte einer der Männer.

»Das Staging ist noch nicht abgeschlossen. Aber je tiefer der Tumor gewachsen ist, desto wahrscheinlicher ist es natürlich.«

Mein Herz fing unkontrolliert zu rasen an. Vor Angst, aber auch vor Wut. Wie konnte man denn so über den Kopf hinweg über einen reden. Als wäre man unmündig. Oder gar nicht da. Oder ein Roboterwesen ohne Sinn und Verstand. Die emotionslose Ärztin sprach weiter über meinen Tumor.

»Der hier war wie gesagt schon sehr weit. Also kann man davon ausgehen, dass ...«

»Halloooo!!!!«

Ich hielt das nicht mehr aus.

»Ich kann Sie alle hören! Ich liege hier und kann alles hören! Und sie sprechen über MICH und MEIN Schicksal! Sie machen mir Angst. Ich habe große Angst!«

Ich war empört und hilflos. Ich lag hier nackt vor fremden Menschen, und die blonde Kuh sprach in einer Art und einem Ton über mich, wie ich es sonst nur von den Rechtsmedizinern beim »Tatort« kannte, wenn sie über das Mordopfer sprachen. Das schon tot und damit taub war, wohlgemerkt.

Ich atmete bebend und war mir irgendwie sicher, dass die drei Jungs mir geradewegs auf den Hintern starrten. War die Ärztin deshalb so doof zu mir? Fochten wir hier etwa von der ersten Sekunde an eine Art Konkurrenzkampf aus? Wie bescheuert war das denn! Ich war doch schwer krank!

Als hätte sie meine Gedanken mitgelesen – oder weil sie sich in ihrer Emotionslosigkeit ertappt fühlte – milderte die Blonde ihren kühlen Ton etwas ab. »Na, nun bleiben Sie mal ruhig. Wir gucken uns erst einmal den Bereich an, wo der Tumor saß, vielleicht sieht das ja ganz gut aus. Wir spritzen dann ein radioaktives Kontrastmittel rund um die frische Narbe.«

Schon wieder eine Spritze.

»Tut das weh?«

»Naja, angenehm wird es nicht.«

Es brannte wie Feuer. Immer wieder stach die Ärztin in meinen Rücken und drückte ab. Durch den barschen Einstand hatte die ganze Prozedur etwas Erniedrigendes für mich. Still fing ich wieder an zu weinen. Als die Ärztin fertig war, wurde es laut im Raum, als hätte jemand einen riesigen Ventilator angestellt. Ich fror ganz fruchtbar. Doch mein Tränenschleier und der Schwestern-Shot, dessen Wirkung glücklicherweise noch nicht versiegt war, verpackten alles wieder in einen gnädigen Nebel.

Irgendwann lag ich in einem anderen Zimmer auf einer anderen Pritsche, um mich herum andere Ärzte. Der neue Raum war kleiner und das medizinische Personal freundlicher. Und ich durfte angezogen bleiben. Eine Schwester spritzte mir etwas in meinen Handzugang.

»Wir machen ein CT. Wenn Sie wollen, können Sie ruhig Ihre Musik hören. Und bitte so ruhig wie möglich liegen bleiben.«

Immer und immer wieder fuhr ich durch den großen Ring des Computertomografen, und immer wieder und wieder sang MIA-Mieze den Song, zu dem ich morgens eigentlich immer in der Straßenbahn zur Arbeit fuhr.

Woher kommt dein Verdacht, mein Freund
die Takte seien gezählt, mein Freund
Lies mir vom Munde ab, mein Freund
Sind es nur, wenn du's so willst.

Komm her und tanz mit mir
hin und wieder mal
hin und wieder mal
hin und wieder mal
hin und her ...

Ich hatte »Mein Freund« auf Repeat gestellt, und der Song dudelte, dudelte und dudelte. Nach sechs Wiederholungen schloss ich die Augen und ließ mich ganz auf ihn ein. Ich verband das Lied mit meiner Arbeit, denn ich hörte es nicht nur auf dem Weg dahin, sondern auch dann, wenn ich lästigen Büroschriftkram erledigen musste. Mit ihm kam ich in einen guten Flow, ohne dass es mich nervte. Manchmal stellte ich mir vor, wie ich zu dem Takt mit Max einen altmodischen, aber schwungvollen Walzer aufs Parkett legte. Bei einer Promi-Fete oder so. Ich fühlte mich immer geborgener, dachte an mein Büro und die lieben Nachbarschreibtisch-Kinder. Ich dachte an René und daran, wie laut er immer auf seine Tastatur haute, wenn es gut lief. Ich dachte an Textanfänge für den nächsten Beitrag, coole neue Musiktracks zum Drunterlegen und an Schnittlisten, die ich noch machen musste. Ach, und ein Kamerateam für die nächste Woche bestellen musste ich auch noch, wir wollten in einem Ökodorf in Sachsen-Anhalt drehen. Hoffentlich hielt das gute Wetter bis dahin und die Kollegen waren nett. Die heute gingen mir ja ein bisschen auf den Keks. Wie lange lag ich hier schon? Halbe Stunde? Ganze? Und das alles nur für Schnittbilder! Da musste ja nun jede erdenkliche Einstellung längst im Kasten sein. Ich wartete ab, bis »Mein Freund« noch einmal komplett durchgelaufen war, dann riss mir der Geduldsfaden. Ich fetzte mir die Kopfhörer aus den Ohren und schlug die Augen auf.

»Also Leute, jetzt reicht's mir aber! Wie lange wollen wir denn hier noch drehen?«

Gerade als ich aufspringen wollte, hielt mich eine Hand mit Nachdruck fest.

»Langsam, langsam, Frau Klehn. Sie waren kurz eingeschlafen. Das hat gedauert, weil wir lange nicht sicher waren, wo ihr Lymphfluss hingeht. Sie haben sehr gut durchgehalten. Wir sind fertig. Der Großteil geht in Ihre linke Achsel. Den Befund geben wir Ihnen gleich mit. Alles Gute für Sie.«

Nirgendwo stand mein Kamerateam. Nur Ärzte und

Schwestern. Ich war nicht auf Dreh. Das hier war echt. Und es ging um mein Leben.

Am nächsten Tag checkte ich um kurz nach neun Uhr im OP-Bereich ein. Inzwischen lag eine Tournee durch die halbe Uniklinik hinter mir, und obwohl keiner so blöd gewesen war wie die Blondärztin, war ich unglaublich froh, endlich wieder bei Dr. M. zu sein. Er trug zur grünen OP-Uniform seine dezente Randlosbrille. Seine Kopfbedeckung hingegen sah fast aus wie ein Piratentuch und bildete einen krassen Gegensatz zu seinem sonst so seriösen Look.

Ich hatte mich auch herausgeputzt: Nach dem Wecken gab mir meine Lieblingsschwester einen Fremd-Schlüppi und einen von diesen Kitteln, die hinten offen waren. Und einen Einwegrasierer.

»Bitte sicherheitshalber überall alles weg«, sagte sie.

»Den brauche ich nicht. Ich war am Samstag beim Waxing. Überall!«, erwiderte ich stolz.

»Na dann!«

Mit einem Zwinkern zog Schwester C. inklusive Rasierer ab. Meine Tina! Wie recht sie doch immer hatte.

Das Waxingergebnis lag nun mit mir vor Dr. M. Seine ersten Worte nach »Guten Morgen« (naja) und »Gut geschlafen« (sehr witzig) waren: »Machen Sie sich bitte mal frei.« Ich leistete Folge, und eine Sekunde später tastete Dr. M. von außen meine Organe und meine Lymphknoten ab. Besonders bei denen legte er sich mächtig ins Zeug.

»Aua!«, rief ich erschrocken. »Das tut total weh!«

»Naja, Frau Klehn, das ist ja auch eine medizinische Untersuchung und nicht irgendwas anderes.«

Dabei guckte er mich so frech an, dass ich grinsen musste. Der war schon cool drauf und traf genau den richtigen Ton. Da hatte ich wahrlich einen guten Griff gemacht.

»Na, das sieht doch alles ganz gut aus! Wir verbringen heute folgendermaßen den Tag miteinander: Wir machen den Eingriff bei Lokalanästhesie. Sie sind jung und in guter Verfassung, und das geht nicht so auf den Organismus wie eine Vollnarkose.«

»Das finde ich aber doof, da kriege ich ja alles mit!«

»Das ist doch schön, dann können wir uns prima die ganze Zeit miteinander unterhalten!«

»Na toll! Ich hab totalen Schiss und will mich nicht noch unterhalten müssen!«

»Dann unterhalte eben nur ich mich mit Ihnen. Und ein ängstliches Gefühl vor dem Eingriff ist ganz normal. Wir geben Ihnen nachher noch was, damit die Angst nicht überhand nimmt. Die Lokalanästhesie steht!«

Er klang, als wollte er eigentlich noch »Schließlich haben Sie von mir schon eine Krankschreibung und Prof. S. bekommen« hintendran setzen, aber das verkniff er sich.

Ich schmollte.

»Die Betäubung dauert ein bisschen. Wir legen Sie an eine Art Tropf mit Zugang zum Rücken und zur Achsel. Und dann müssen wir das Mittel eine ganze Weile arbeiten lassen.«

»Ich kriege eine Spritze in die Achselhöhle?«

Wie auf Kommando kam eine OP-Schwester an das Bett und machte mit einem dicken Edding ein großes schwarzes Kreuz in meine Achsel. Entsetzt blickte ich erst auf die hässliche Kennzeichnung und dann durch Dr. M.'s Brille in seine Augen.

»Das ist jetzt nicht wahr!«

»Das kriegen Sie hin, Sie haben doch gestern schon alles sehr gut überstanden, wie ich gehört habe!«

Er erkundigte sich offensichtlich nach mir bei seinen Kollegen. Wie süß!

»Die eine Ärztin in der Nuklearmedizin war übrigens sehr unfreundlich zu mir!«

»Das tut mir leid.«

»Mir auch.«

»Also, wenn dann die Betäubung wirkt, bringt Sie unser Pfleger in den OP, und dann geht's los. Wir entfernen erst das Tumorgebiet mit Sicherheitsabstand und dann die Lymphknoten in der linken Achsel. Je nachdem, wie gut ich die kriege, muss ich nicht alle rausholen, sondern nur den oder die Wächter, also die, die alles abfangen. Dann nähen wir, und von da an geht es nur noch bergauf! Okay?«

»Und die Ergebnisse von den Lymphknoten?«

»Kommen in den nächsten Tagen. Und nach mir erfahren Sie sie als Erste!«

»Okay!«

»Gut, dann geht es jetzt los! Drehen Sie sich mal etwas auf die rechte Seite.«

Er nickte der Schwester zu, und einen Augenblick später spürte ich einen Stich in die mir inzwischen sehr bekannte Stelle im Rücken. In der Flanke links, um ganz genau zu sein. Ich zuckte zusammen, mehr vor Schreck als vor Schmerz.

»So, Frau Klehn, wie wird man denn eine Fernsehjournalistin?«

Ungläubig guckte ich Dr. M. an. Wir waren doch hier nicht beim Kinderarzt!

»Sie glauben doch nicht allen Ernstes, dass mich so eine Billig-Frage ablenkt? Als ob Sie wirklich meinen Werdegang hören wollen!«

Dr. M. lachte laut los. »Sonst klappt das immer!«

»Ja, aber nicht bei mir.«

»Gut. Dann so: Welches Buch haben Sie denn zuletzt gelesen?«

Das war schon besser. Ich las gerne und vor allem viel und hatte stets frische Lektüre auf dem Nachttisch liegen. Als ich antworten wollte, schaltete sich die Schwester ein.

»Heben Sie mal bitte Ihren linken Arm über den Kopf!«

In der Hand hielt sie eine riesengroße Kanüle, so was für meine Begriffe Überdimensionales hatte ich noch nie gesehen.

»O nein. Das traue ich mich nicht! Bitte nicht!«

»Aber wir trauen uns das. Frau Klehn, Augen zu und durch!«

Dr. M. klang sanft und liebevoll, und ohne drüber nachzudenken, griff ich nach seiner Hand. Er nickte mir zu und drückte meine Finger fest. Wir schauten uns in die Augen, und niemand von uns zwinkerte. Mein Herz klopfte hart. Die Zeit schien kurz still zu stehen. Im Film hätten sich jetzt, in diesem kleinen Augenblick, Arzt und Patientin ineinander verliebt.

»Ich habe Journalistik in Leipzig studiert und bei RTL und dem MDR Praktika gemacht. Der MDR hat mich dann gleich behalten. So bin ich Fernsehjournalistin geworden.«

»Und das war's schon, der Zugang sitzt!«, rief die Schwester laut. Unsere ineinander verkrallten Hände lösten sich augenblicklich. Und ich hatte das ganz leise Gefühl, dass nicht nur ich das für einen Mini-Moment bedauerte.

»Laufen oder Rollstuhl? Wie fühlen Sie sich?«

Der Pfleger lächelte mich gewinnend an.

»Ich denke, ich kann laufen.«

»Dann gehen wir schön langsam rüber in den OP.«

Meinem Zeitgefühl nach zu urteilen hatte ich mehrere Stunden im Vorbereitungsbett gelegen.

»Wie spät ist es denn?«

»Es ist schon Mittag durch.«

»Ich muss ganz dringend zur Toilette. Geht das jetzt noch?«

»Das machen wir einfach!«

Der Pfleger guckte verschwörerisch, nahm meinen Arm und führte mich zum WC.

»Schön langsam, wir haben Ihnen eben über den Tropf schon Dormicum gegeben. Das macht Sie schläfrig. Soll ich mit reinkommen?«

»Auf gar keinen Fall! So weit kommt's noch!«, empörte ich mich, obwohl mir tatsächlich gerade schwummrig wurde.

Der Pfleger lachte. »Ich warte direkt vor der Tür.«

Normalerweise konnte ich dann nie. Aber heute war mir alles egal. Ich raffte mein OP-Hemd von hinten nach vorn. Dabei streifte mein linker Arm eine dicke Beule am Rücken. Was baumelte denn da noch rum, die Zugänge wurden doch schon entfernt? Ich guckte über meine linke Schulter und sah, dass dort nichts hing, was nicht hingehörte. Dort, wo eben noch der Zugang saß, bildete meine Haut einen kleinen Hügel. Auch meine komplette Achsel war geschwollen. Mir wurde sofort schlecht. Ich biss die Zähne zusammen, erledigte, weswegen ich gekommen war, und wackelte vorsichtig zur Tür raus.

»Meine Haut ist hinten ganz dick, wie eine Beule.«

»Das ist ganz normal. Bitte machen Sie sich keine Sorgen. Bereit?«

»Ja.«

Beinahe feierlich führte der Pfleger mich in den OP, und dort bildeten eine Frau mit Modelmaßen und Dr. M. das Empfangskomitee. Beide trugen einen Mundschutz, aber ich sah an ihren Augen, dass sie mich anstrahlten. Die Stimmung war warm und liebevoll. Sogar leise Musik lief. Ich lächelte zurück.

»So, Frau Klehn. Wir haben Ihnen hier mal ein bisschen Salsa angemacht. Ich dachte mir, das gefällt Ihnen vielleicht.«

»Hmm. Schön!«

Ich hasste Salsa. Aber die beiden meinten es ja nur gut.

»Wie besprochen. Zuerst der Rücken, dann die Achsel.«

»Bitte schöne Narben machen, ja?«

»Die besten!«

Eine kurze Weile war alles still. Ich lag auf der Seite und guckte durch den überraschend spärlich beleuchteten OP. Ich dachte, es würde gleißend hell sein, aber hier war es beinahe schon gemütlich, fast wie Weihnachten, wenn nur die Leuchtdeko brannte. Oder war tatsächlich schon Weihnachten? Ich hörte nämlich, wie Dr. M. Papier zerschnitt. Was bastelte der denn jetzt noch?

»Dr. M.?«

»Jaaaa.«

»Ich hab so Angst, dass ich gleich was merke.«

»Die Angst kann ich Ihnen nehmen. Wir haben schon längst angefangen, und das haben Sie ja offensichtlich nicht gemerkt.«

Mir fiel es wie Schuppen von den Augen.

»Dann höre ich Sie hier gerade an meiner Haut rumschneiden?«

»Frau Klehn, sind Sie denn gar nicht müde?«

»Nö.«

Das stimmte tatsächlich. Ich war plötzlich hellwach. Und schlecht war mir auch nicht mehr. Vielmehr faszinierte mich die ganze Sache, am liebsten wäre ich aufgestanden und hätte mal in mich selbst reingeguckt. Bevor ich Journalistin werden wollte, war Chirurgin mein Berufswunsch. Und ohne dass ich es merkte, plapperte ich das alles laut raus, ehe ich es überhaupt zu Ende gedacht hatte.

Die große Frau stand plötzlich an meiner Seite.

»Ich gebe Ihnen noch eine Portion Dormicum. Dann können Sie ein bisschen schlafen.«

Ups. Offensichtlich hatte Dr. M. es gar nicht ernst gemeint mit der Unterhaltung. Ich beschloss, mich zusammenzureißen und ganz ruhig zu sein. Mit weit aufgerissenen Augen lauschte ich den Geräuschen im OP. Nach einer langen Weile spürte ich, wie sich alle Aktivitäten nicht mehr auf den Rücken, sondern auf den Arm konzentrierten.

»Jetzt ist die Frau Klehn schön eingeschlafen«, sagte Dr. M. ganz leise, als hätte er Angst, mich zu wecken. Ich beschloss, mir den Spaß zu gönnen.

»Neenee, ich bin die ganze Zeit wach und höre alles!«

»Das gibt's doch wohl nicht! Sie haben so viel intus, das haut normalerweise die stärksten Männer um!«

»Ja, aber ich bin ganz hellwach!«, krähte ich triumphierend. Ich fühlte mich total aufgeputscht.

»Dann schütten Sie wahrscheinlich extrem viel Adrenalin aus. Naja, wenn Sie wach sind, dann zeige ich Ihnen mal was!«

Dr. M. kam um die Liege rum und hielt mir ein Schälchen vors Gesicht.

»Hier, gucken Sie mal, das sind Ihre Lymphknoten!«

In der Schale lagen fünf kleine Kullern, rosa-perlmuttfarben.

»So sehen die aus?« Ich war baff. »Die sind ja megahübsch. Wie Perlen!«

»Tja, Frau Klehn, Sie sind eben von außen und innen schön.«

Dankbar guckte ich Dr. M. an. Dann schlief ich ein.

Die nächsten zwei Tage vergingen wie im Flug. Mein Zimmer glich einem Taubenschlag, ich hatte ständig Besuch.

Dazu klingelten regelmäßig mein Krankenhaustelefon und mein Handy. So viele wollten wissen, wie es mir geht, und mich unterstützen. Da ich alleine lag, konnte ich diese Anteilnahme voll auskosten, ohne dass sich jemand beschwerte. Die ersten Besucher kamen kurz nach zehn und der letzte ging um 21.30 Uhr. Liebe Kollegen kamen in der Mittagspause zu mir, statt in die Kantine zu gehen. Überall standen Blumen. Es war wie in dieser »Baywatch»-Folge, in der die Rettungsschwimmerin Jill von einem Hai angegriffen wird und dann im Krankenhaus liegt. Ihr Zimmer ist ein Blütenmeer, und am Strand darf keiner in Not geraten, weil David Hasselhoff und Co ständig bei der Patientin Wache sitzen. Jill ist dann übrigens gestorben.

Ich aber wollte das hier überleben.

Meine Cocktailschwester hatte Urlaub und wurde von einer Kollegin abgelöst, die mich ein klein wenig an Oberschwester Hildegard aus der Schwarzwaldklinik erinnerte. Sie war genauso ruppig, hatte eine goldenes Herz, und ich mochte sie sofort. Und sie mich. Nur der ganze Trubel um mich herum war ihr ein wenig suspekt.

Kaum war ich nach der OP aus meinem Dormicum-Rausch erwacht, stürzte Dr. M. fröhlich in mein Zimmer.

»So, Frau Klehn, der Prof. S. hält gleich zwei Etagen höher einen Vortrag, da gehen wir zusammen hin. Im Moment wirkt auch noch schön die örtliche Betäubung!«

Glücklicherweise schüttelte mir die Schwester gerade das Kissen auf.

»Das kommt ja mal überhaupt nicht in Frage! Die Kleene ist frisch operiert!«

»Das hat sie ganz toll weggesteckt. Ablenkung ist jetzt das Beste. Und Prof. S. behandelt sie ja auch. Ich nehme Sie gleich mit hoch.«

»Das kommt überhaupt nicht in Frage!«, sagte die Schwester noch einmal.

Gespannt guckte ich zwischen den beiden hin und her. Großes Tennis und total absurd. Ich konnte doch nicht so durch die Gegend laufen! Ich hatte das OP-Hemd noch an! Und ein bisschen schwach war ich auch.

»Aber die Frau Klehn ist Journalistin, das ist doch bestimmt interessant, wenn sie mal sieht, wie ihr Arzt einen Vortrag hält!«

»Ich halte Ihnen auch gleich einen Vortrag! Die Frau Klehn ist auch meine Patientin, und die bleibt hier. Und jetzt Abmarsch!«

Dr. M. dackelte tatsächlich ab.

»Gott sei Dank«, flüsterte ich.

»Jetzt wird sich ausgeruht, meine Kleene.«

Eine halbe Stunde später kam René mit einer riesigen Sonnenblume im Topf und einem Paket.

»So, meine Maus, die Sonnenblume ist von mir und das Päckchen ist von Max. Das packen wir gleich mal aus. Ich bin schon so gespannt!«

Ich strich sanft über den Karton. Mein Geburtstagsgeschenk.

Zu zweit rissen wir vorsichtig das Paket auf und guckten neugierig rein. Oben lag eine große Schachtel Trüffelpralinen. Unter der Schokolade lag ein Buch: »Die heimlichen Könige« von Erich Wolfgang Skwara. Das Buch war rosenrot und hatte einen durchsichtigen Schutzumschlag, auf dem stand: »In der Liebe gibt es nur Anfänge. Noch hat keiner die Liebe zu Ende erzählt, weil keiner die Liebe überlebt. Die Liebe bringt jeden um. Wer in der Liebe mehr als Trümmer sieht, der hat nicht geliebt.«

»Sehr pathetisch«, frotzelte René, doch mich berührten die Worte zutiefst. Und nicht nur, weil meine Liebe zu Max gerade drauf und dran war, meine Liebe zu Toni zu zertrümmern.

»Ist ja auch für mich und nicht für dich«, frotzelte ich lachend zurück.

Unter dem Buch lag ein Kästchen aus dickem, cremefarbenen Karton. Auf dem Deckel war ein goldfarbenes Logo aufgedruckt und ich erkannte sofort, dass es das von Burberry war.

»Wow!«

In dem Kästchen lag ein Portemonnaie aus goldfarbenem Leder-Schottenkaro. Es war wunderschön. Mir kamen die Tränen.

»Das sieht toll aus!«, fand auch René.

»Und von Burberry. Wahnsinn!«

Ich drückte die neue Geldbörse mit der rechten Hand an mein Herz. Die linke Seite war lahmgelegt – ich war ein einarmiger Bandit geworden. Jetzt verstand ich, warum Max sich darum gesorgt hatte, dass hier geklaut wurde. So ein Portemonnaie wollte jeder haben!

In diesem Moment kam die Schwester mit neuen Kühlakkus für meine Wunden rein. Ihr Blick fiel direkt auf den Sonnenblumentopf.

»Wer hat das denn hier reingebracht?«

»Mein René hier. Das ist mein bester Freund. So 'ne schöne Sonnenblume, stimmt's?!«

»Also das ist ja wohl die Höhe. Da ist Erde drin! Bei einer frisch Operierten! So was macht man doch nicht. Das kommt hier sofort raus!«

Und schon war sie weg und der Blumentopf auch. René und ich zuckten beide ahnungslos mit den Schultern und fühlten uns trotzdem, als hätten wir was Schlimmes ausgefressen.

»Tja, wie gewonnen, so zerronnen«, meinte René.

»Hallo, mein Glöckchen, die OP ist super verlaufen. Ich bin ganz doll stolz auf dich!«

Ich hatte Max am Telefon und wunderte mich, woher er das wusste.

»Ich hab hier angerufen und gesagt, ich sei dein Mann. Hat gut geklappt.«

»Was? Aber wenn das rausgekommen wäre. Wenn Toni hier gewesen wäre?«

»War er es denn?«

»Nein, er kommt erst nachher»

»Na, bitte.«

»Ich habe heute dein wundervolles Geschenk bekommen. Ich danke dir!«

»Das hast du verdient. Das und noch viel mehr!«

Am selben Abend kam dann auch Toni und von nun an jeden Abend. Die meiste Zeit tippte er auf seinem Communicator rum. Ich lag daneben und wusste nicht, was ich sagen sollte.

Drei Tage nach meiner OP saß vormittags um halb elf Oli an meinem Bett. Wir lästerten gerade ein bisschen, als meine Tür aufflog und gleich drei Ärzte auf einmal reinkamen. Oli griff sofort nach meiner Hand.

»Frau Klehn, Dr. M. hat heute frei, aber wir haben positive Nachrichten. Alle fünf Lymphknoten sind tumorfrei. Alle anderen Ergebnisse sind auch sehr gut. Wir haben keine Metastasen gefunden. Herzlichen Glückwunsch!«

Die Ärzte strahlten uns an. Oli und ich gaben uns einen spontanen Kuss auf den Mund.

»Ihrem Mann sieht man auch die Erleichterung an! Na dann noch einen schönen Tag!«

Das Geschwader zog wieder ab, und Oli und ich lachten und weinten zugleich.

Was für ein Segen!

Gerade als Oli raus war, klopfte es schon wieder an meiner Tür. »Huhu«, rief Tina nasal.

Auf ihrem Näschen saß ein Pflaster. Trotz Krankenhaus trug sie große Ohrringe und eine tief dekolletierte Bluse mit türkisfarbenem Zebramuster. Völlig unpassend dazu hielt sie ein Weidenkörbchen in der Hand. Latina-Rotkäppchen. Sie sah wie immer zum Anbeißen aus.

»Ich dachte, ich schleich mich mal kurz von meiner Station und bringe meinem Mäuschen die neusten Klatschzeitungen. Ich habe alle gekauft, die es hier im Kiosk gab!«

»Ach, mein Schatz! Wie geht es DIR denn?«

»Alles halb so wild. Mein Arzt ist total süß, und ich liege mit zwei alten Omis im Zimmer. Wir lachen die ganze Zeit!«

Das wunderte mich nicht, mit Tina musste man einfach warm werden. Trotzdem war ihr Besuch jetzt ungünstig.

»Du, du darfst eigentlich gar nicht hier sein. Hier ist gleich Chefarzt-Visite, und alle sind deswegen ganz aufgeregt.«

Um genau zu sein, hatte die Schwester gleich nach dem Wecken mein halbes Zimmer umgeräumt und jede Ecke auf Blumenerde kontrolliert.

»Ach, das ist doch nicht schlimm. Ich bin auch ganz leise!«

In diesem Moment ging auch schon die Tür auf.

»Nicht erschrecken!«, flötete Tina dem Chefarzt entgegen, der gar nicht wusste, wo er zuerst hinschauen sollte, auf Tinas Busen oder das Nasenpflaster.

»Ich bin hier auch Patientin und damit kein Besuch im eigentlichen Sinne!«

»So so«, schmunzelte der Chefarzt. Er fragte mich kurz nach meinem Befinden, guckte in meine Akte, wünschte »Gute Besserung« und schon war er wieder draußen. Eine

Sekunde später steckte die Schwester den Kopf rein und drohte uns stumm mit dem Finger. Tina und ich kicherten los wie die Schulmädchen. Die Krankenschwester kicherte mit.

Meine Schnitte taten höllisch weh, aber insgesamt fühlte ich mich gut in der Klinik. Alle waren lieb und umsorgten mich, ich kriegte abends heimlich oft einen übrig gebliebenen Nachtisch vom Mittagessen – ich bekam so viel Besuch, dass ich von dem Trubel fast mehr erschöpft war als von den Schmerzen.

Bisher hatte ich weder ein Hörbuch gehört, eine DVD geguckt, geschweige denn eine Buchseite gelesen. Und sogar verschollen geglaubte Menschen meldeten sich: Jupp und Birte, ein Paar, das wie ich in den Medien arbeitete und das ich von verschiedenen Branchentreffen kannte, rief mich nach ein paar Tagen in der Klinik auf dem Handy an.

»Warum seid ihr denn nicht zu meinem Geburtstag gekommen?«, fragte ich, nicht gänzlich frei von Vorwurf. Sie gehörten zu den Leuten, die nach Bekanntwerden meiner Diagnose plötzlich von der Bildfläche verschwunden waren.

»Das war uns irgendwie nichts!«, meinte Jupp. Und Birte setzte hinzu: »Wir wollten dir nämlich erst mal Raum für dich alleine geben!«

Die beiden sprachen immer zu zweit in ein Telefon, hatten dabei den Lautsprecher an, so dass man immer nur mit dem geballten Doppelpack kommunizieren konnte. Dadurch wirkten Telefonate mit ihnen auch schnell offiziell und irgendwie gezwungen. Trotzdem mochte ich die beiden. Ihre schräge Einheit begleitete mich schon einige Jahre regelmäßig durch meinen Berufsalltag, und die forsche

Selbstverständlichkeit, mit der sie durchs Leben gingen, bewunderte ich.

»Ja, schade«, erwiderte ich kleinlaut.

»Ja, wirklich schade«, sagte Birte. »Die Party muss ja ein Kracher gewesen sein! Aber du hättest uns ja auch anrufen können und darum bitten, dass wir doch noch kommen. Der Kranke muss sich melden. Der Gesunde weiß nie, wann er nervt! Aber wir dachten, wir hören trotzdem mal, wie es dir geht.«

»Ja, es geht so. Es ist alles sehr beeindruckend. Ich habe ziemliche Schmerzen. Aber die Ergebnisse der OP sind gut, das heißt ...«

»Du, ganz toll, wie du das alles meisterst! Hut ab! Wir müssen jetzt aber wieder loslegen. Du weißt ja, der Job. Immer dieser Stress. Du schaffst das schon! Und ruf uns immer an, wenn du mal wieder Party machst! Wir kommen gerne!«

»Ja, okay. Das freut mich ...«

»Gut, dass wir miteinander gesprochen haben! Also: Alles Gute!«

Damit legten die beiden auf. Und ich wusste beim besten Willen nicht, ob ich diesen Wortwechsel als gut oder als schlecht einordnen sollte.

Ich rechnete mit meiner baldigen Entlassung. Nach den überaus erfreulichen Befunden würde der ganze Krebsspuk ja bald vorbei sein.

Julia und Kristin saßen gerade an meinem Bett, und wir malten uns erwartungsfroh aus, dass ich wohl spätestens Anfang August wieder arbeiten könnte. Da ging die Tür wieder auf. Das mir schon bekannte Arztgeschwader kam herein, nur diesmal guckten alle ernst.

»Wir müssen etwas mit Frau Klehn besprechen.«

Oh, oh. Oli hatte bei der Verkündung der guten Nachricht im Zimmer bleiben dürfen. Gut, den hatten sie für meinen Mann gehalten, aber das hier konnten doch zum Beispiel meine Schwestern sein. Ich wusste sofort, dass es ein schlechtes Zeichen war, und meine Mädels wussten es auch. Zögernd und geknickt gingen sie raus.

»Was ist denn? Waren die Befunde etwa falsch?«

»Nein, nein, das ist alles gut. Aber wir müssen über Ihre weiterführende Therapie sprechen. Ihr Tumor war schon etwas größer und auch schon recht tief. Das sollten wir nicht so stehen lassen. Hier setzt eine sogenannte Interferon-Therapie an. Die ordnet man heute bei Melanomen ab 1,5 Millimetern an. Ihres lag über dieser Grenze und deshalb werden wir bei Ihnen diese Therapie so bald wie möglich einleiten. Das Interferon wird gespritzt, dreimal die Woche. Das können Sie nach einer Anleitung dann sogar selber und zu Hause tun. Interferon hat Nebenwirkungen. Aber es schlägt sehr gut an bei Hautkrebs und kann die tumorfreien Intervalle erheblich verlängern.«

»Ich soll mich selber spritzen?« Ich traute meinen Ohren kaum. »Dreimal die Woche? Kann ich denn da trotzdem arbeiten gehen?«

Alle Ärzte guckten ernst. »Man muss abwarten, wie es Ihnen unter dem Medikament geht. Später vielleicht. Nach einer Weile können Sie eventuell sogar arbeiten gehen, ja.«

»Wie lange muss ich die Therapie denn machen?«

Der jüngste Arzt reichte mir stumm ein Papiertaschentuch, obwohl ich gar nicht weinte. Keiner sagte was.

»Wie lange?«

»Eine Interferon-Therapie dauert in Ihrem Fall anderthalb Jahre.«

Plötzlich brauchte ich das Taschentuch. Und zwar dringend.

Kurze Zeit später wurde ich entlassen. Toni packte meine zwei Koffer, während eine junge Schwester meine Wunden neu verband.

»Das sieht schon ganz gut aus. Das hat der Doktor gut gemacht«, lobte sie.

»Ich hab sie noch gar nicht gesehen. Aber das ist ja auch keine große Narbe.«

Ich dachte an die zwei bis vier Mathekästchen Sicherheitsabstand. Miniklein.

»Naja, die ist schon nicht ohne«, sagte die Verbands-Schwester.

»Wie groß ist die denn?«

Die Schwester hielt beide Zeigefinger vor mein Gesicht. Zwischen den Fingern lag etwa ein Dezimeter Luft.

»Soooo groß? Aber wieso?«

»Der Sicherheitsabstand gilt ja von allen Seiten. Da fehlt dann ein ganz schönes Stückchen Haut und auch Gewebe in der Tiefe. Das muss plastisch verschlossen werden mit einer Hautverschiebung. Das gibt immer größere Narben. Das steht aber alles in den Aufklärungsbögen ...«

»Die mit den nackten Schlüppi-Männern drauf?«

»Ja, genau die!« Die Schwester lachte.

Die hatte ich ja nicht bis zu Ende durchgelesen.

Ich dachte an das gezeichnete Gesicht, das auf meinem Bogen ganz unberührt war. Gott sei Dank hatte Dr. M. dort keine Kritzeleien drauf machen müssen. Wie hätte sich ein Sicherheitsabstand wohl dort niedergeschlagen? Ich war froh, dass sich der Krebs wenigstens »nur« meinen Rücken ausgesucht hatte. Sonst wäre meine TV-Karriere vor der Kamera wahrscheinlich im Arsch. Wenn sie es nicht ohnehin schon war. Lange weg vom Fenster durfte in meiner Branche niemand bleiben.

Keine zehn Minuten später saß ich mit Toni im Auto. Der Sicherheitsgurt drückte unangenehm auf meine Wunden, das Autofahrgerüttel erschütterte meinen geschundenen Körper aufs Schmerzhafteste. Doch die Sonne strahlte und die Blätter der Bäume am Straßenrand zauberten wunderschöne Schattenspiele auf den Asphalt. Ich war dankbar. Ich hatte Angst. Der erste Ruck war geschafft. Aber der nächste lag noch vor mir. Und der würde 18 Monate dauern.

3. STICHE INS HERZ

»Glöckchen, überleg dir, ob du nicht wirklich zu mir kommen willst! Du darfst dich nicht so hängen lassen.«

Ich seufzte schwer. Wie sollte das nur gehen? Ich fühlte mich wie eine Gefangene, festgehalten von den Klauen der Krankheit, die mir anscheinend jegliche Selbstbestimmung geraubt hatte. Ohne Arbeit sah ich kaum Sinn in meinem Alltag. Und schlimmer noch: Ohne Arbeit sah ich keinerlei Möglichkeit, in Max' Nähe zu kommen. Plötzlich fehlten mir alle Ausreden. Dass ich einfach mal nur die Wahrheit sagen, Toni reinen Wein einschenken könnte, kam mir gar nicht in den Sinn. Und wenn doch, dann verdrängte ich es sofort wieder. Ich konnte einfach nicht noch mehr Stress gebrauchen.

Seit meiner Entlassung aus der Uniklinik vor gut einer Woche fühlte ich mich von Tag zu Tag schwächer, kränker, unleidlicher. Von der Erleichterung, die ich auf der Autofahrt nach Hause verspürt hatte, war nicht mehr viel übrig. Gut, die OP war überstanden, dafür hatte ich immer noch unglaubliche Schmerzen. Mein linker Arm baumelte so vor sich hin; und nur wenn ich mir große Mühe gab, konnte ich ihn schon wieder halbwegs anheben. Sachen halten, nach irgendetwas zielgerichtet greifen oder gar tragen war unmöglich, und ich wunderte mich täglich, wie sehr man auch als Rechtshänderin auf links angewiesen ist. Viel schlimmer war aber meine »Flanke links«. Sie pochte und hämmerte unentwegt. Dumpfer Schmerz zog sich über meinen kompletten Rücken, und mir wurde bei jeder kleinsten Bewegung bewusst, dass hier nicht nur die oberste Hautschicht durchtrennt worden war. Die Superschmerzmittel vom Krankenhaus waren durch Tropfen und Tabletten für den Hausgebrauch ersetzt worden, sie brachten nur die Hälfte an Performance und gingen dafür mächtig auf den Kreislauf. Ständig war mir schlecht oder schwindlig. Und ich war chronisch mies drauf. Stöhnend schlich ich durch die Zimmer und wusste nichts mit mir anzufangen. Meine noch sehr frische Wohnung war mir kein guter Hort. Ich merkte plötzlich, dass ich fremdelte, in ihr nicht heimisch wurde. Sie war zu perfekt, zu glatt, jedes Detail stimmte – und ich passte mit meinem Leid gar nicht rein. Ich fand keinen Platz, der mich wirklich trösten konnte, und auch keine Ablenkung. Lesen, Musik hören, Filme gucken – all die Dinge, die ich liebte, funktionierten nicht mehr, weil mir Schmerz und Angst dazwischenfunkten.

In wenigen Tagen sollte die Interferon-Therapie beginnen, doch mir grauste nicht nur davor. Auch meine private Situation wurde mir von Tag zu Tag unheimlicher. Toni und ich drifteten seit der Diagnose ganz offensichtlich immer weiter auseinander – dass mein Krebs unser neues gemeinsames Projekt sein sollte, davon spürte ich rein gar nichts. Jede Minute schienen wir sprachloser zu werden, und in den letzten Kliniktagen waren wir beide froh, dass wir uns in Aktivitäten wie Haarewaschen im Gemeinschaftsbad oder Nachthemdenwechsel ohne Armbeeinträchtigung flüchten konnten. So sahen wir zumindest von außen betrachtet aus wie ein ganz normales Ehepaar. Innen drin verloren wir uns in der Wüste der Überforderung. Alle beide und jeder für sich.

Und es wurde nicht besser, seit ich wieder zu Hause war. Wir fanden einfach keine Worte mehr füreinander.

Toni kümmerte sich nach Feierabend hingebungsvoll um alles Praktische, kaufte ein, kochte vor, belegte Schnitten mit Gürkchen und goss Gläser mit Saft voll. Emotionalen Dünger gab es für mich aber kaum, und ich spürte, wie ich innerlich immer mehr vertrocknete. Jeden Tag verbrachte Toni mindestens neun Stunden im Büro, sein Leben und seine Arbeit nahmen den für ihn gewohnten Gang. Und genau das wurde für mich immer unerträglicher, denn obwohl ich beinahe minütlich an Max dachte, sehnte ich mich in meinem momentanen Elend danach, dass zwischen Toni und mir alles wieder gut werden würde. Wir hatten doch geheiratet und wollten unser Leben miteinander verbringen! In guten und in schlechten Zeiten, in Gesundheit und Krankheit! Ich konnte und wollte nicht begreifen, dass der Mann, von dem ich einmal felsenfest überzeugt war, kein Fels in der tosenden Brandung war. Hatte ich das vielleicht doch schon geahnt? War Max ein Vorbote für das Scheitern meiner Ehe, wie davor die Kopftuchfrau im PINK-Konzert für meinen Krebs?

»Was seufzt du denn so, kleines Glöckchen? Stell dir doch lieber mal vor, wie schön das sein könnte, wenn du hier bist!«

Ich schreckte aus meinen Gedanken hoch. Wie lange hatte ich jetzt ins Telefon geschwiegen und Max mit meinem schrecklichen Gestöhne alleine gelassen? Ausgerechnet den Mann, mit dem ich alle meine Ängste teilen konnte, seit alles so beschissen geworden war.

»Ach Max. Ich kann so gar nicht Zug fahren, geschweige denn einen Koffer packen. Und diese blöde Interferon-Therapie, das fesselt mich doch alles an Leipzig.«

Und Toni. Aber das sagte ich nicht. Doch Max durchschaute mich sofort.

»Geht's denn nur darum? Oder denkst du vielleicht auch an deinen Mann? Willst du deshalb nicht kommen? Das kannst du mir ruhig ehrlich sagen. Ich meine, so eine Krankheit schweißt ja auch zusammen, ihr verbringt jetzt sicher viel mehr Zeit miteinander. Wenn deine Gefühle für mich schwächer werden, wäre das schlimm für mich, aber es wäre dann der Lauf der Dinge. Ich kann dir nur sagen: Ich bin da. Wenn du das nicht möchtest, ist es dein Recht. Aber du musst es mir bitte sagen.«

Er sprach ganz sanft und gänzlich ohne Vorwurf. Ich fühlte mich trotzdem sofort angegriffen.

»Max, wir verbringen so gut wie gar keine Zeit miteinander. Das musst du doch mitkriegen, so oft wie wir telefonieren. Denkst du denn, dass Toni immer daneben sitzt?«

»Das denke ich nicht, aber wissen kann ich es auch nicht.«

Da hatte er recht.

»Ich habe einfach vor allem Angst. Ich weiß nicht, wie alles wird, ich fühle mich überhaupt nicht fit und habe Angst vor den Spritzen und überhaupt: Was soll ich Toni denn sagen? Die Wahrheit? Das schaffe ich gerade nicht.«

»Sieh es doch mal so: Viele Leute, die krank sind, sehnen sich nach einem Tapetenwechsel. Und besuchen dann Freunde oder Bekannte, die sie im Alltag nicht so oft sehen, die aber toll wohnen, in einer Gegend, wo man sich erholen kann. Wenn der Partner kein Interesse hat mitzukommen, kannst du das gerne als eine Art Entscheidung beziehungsweise als einen Hinweis auf die Art der Verbindung sehen. Ich werde dir aber weder in deine Beziehung reden noch dich in irgendeiner Art bedrängen. Ich kann nur immer wieder sagen: Ich bin gerne bereit, alles, was auch immer auf dich zukommt, mit dir zusammen auszuhalten. Mehr noch, ich *möchte* das alles gerne mit dir zusammen aushalten. Ich will für dich da sein!«

»Ach Max!«

Ich hatte angefangen zu weinen, vor Rührung, aber auch aus Selbstmitleid. Warum musste ich denn nur in so einer Zwickmühle stecken? Als ob Krebs nicht schon schlimm genug wäre! Nein, jetzt musste ich auch noch das Liebesschicksal von gleich drei Menschen entscheiden.

»Du musst doch noch gar nichts festlegen.«

»Hör auf, meine Gedanken zu lesen!«

»Ach Glöckchen, das ist ja nun nicht schwer. Versuch doch mal, dich etwas zu entspannen. Überleg nur ernsthaft, ob du mich hier besuchen willst. Ich glaube, es wäre gut für dich! Und: DU bist die Kranke ...«

»Eben! Und die Spritzerei? Wie soll das gehen?«

»Nun warte doch erst mal ab. Du weißt noch gar nicht, wie das ablaufen wird. Wann ist denn der Termin dafür?«

»Nächsten Montag.«

»Na, das ist doch bald. Und geht es dann sofort los?«

»Ich glaube nicht. Die machen erst noch ein Blutbild, und ich darf auf keinen Fall erkältet sein, wenn die damit anfangen. Ich darf sowieso gar nichts. Nicht mal richtig duschen, geschweige denn baden. Deswegen kann ich auch nicht zu dir kommen, so, wie ich gerade aussehe.«

Als mich Max das letzte Mal gesehen hatte, war ich noch sein heißes Betthäschen gewesen. Jetzt hatte ich zwei große, frische Narben am Körper, konnte mich nur in Zeitlupe bewegen und meine Haare kaum stylen. Meine äußere Unzulänglichkeit hielt mich von der Reise genauso ab wie meine Knappheit an Ausreden und die fehlende Kraft, eine Trennung von Toni zu riskieren.

Max lachte lieb.

»Dich kleine Maus krieg ich schon sauber! Da nehme ich mir einen nassen Waschlappen und dann ...«

»Iiiieh! Du bist doch nicht mein Krankenpfleger!« Unter Tränen musste ich kichern.

»Doch, wenn's sein muss, bin ich auch das.«

Die Ernsthaftigkeit in seiner Stimme ließ mich schwer schlucken.

»Das schaffst du schon, Susanne. Du schaffst alles. Versuche, ein bisschen zur Ruhe zu kommen. Konzentriere dich auf deine Heilung, und nächste Woche bist du wieder ein Stück schlauer. Das wird alles gut! Wann gehst du denn wieder zu Prof. S.?«

»Auch nächsten Montag. Direkt vor dem Interferon-Termin.«

»Das ist gut. Danach wird es dir bestimmt besser gehen.«

Wir legten auf. Ich war Max dankbar, dass er mich nicht bedrängt hatte, Toni unser Verhältnis zu beichten. Dennoch fühlte ich, dass alles kein Spiel mehr war. So konnte es nicht weitergehen.

Am nächsten Morgen lehnte ich im Türrahmen zum Badezimmer, als Toni sich gerade jobfertig machte. Ich knibbelte mit der rechten Hand an einem Gürtelende meines Minnie-Maus-Bademantels und wusste nicht so recht, wie ich ein Gespräch anfangen sollte. Toni sprühte sich Parfüm an und war wie immer in Eile. Aber ich musste es versuchen. Vielleicht konnte ich das Ruder noch rumreißen.

»Toni, bitte, kannst du nicht mal einen Tag zu Hause bleiben? Oder vielleicht einen halben? Ich fühl mich so alleine ...«

Die Kieferknochen pulsierten drauflos. Ich kannte sie kaum noch anders.

»Was willst du denn von mir? Soll ich meinen Job kündigen?« Unwirsch griff Toni nach seinem Communicator, der ständig in Reichweite lag. Mir kamen sofort die Tränen. Wie immer in den letzten Wochen.

»Natürlich nicht! Du sollst doch nicht kündigen. Nur mal freinehmen ein kleines bisschen ...«

»Was soll ich denn machen?« Toni wirkte genervt. Oder einfach nur überfordert? »Einer muss doch das Geld verdienen. Hier muss ja alles weiterlaufen. Oder wie stellst du dir das vor? Das alles stillsteht?«

»Nein, natürlich nicht! Aber jeder würde doch sicher verstehen, wenn du jetzt mal ein oder zwei Tage nicht kommst. Deswegen müsstest du doch nicht gleich kündigen. Außerdem zahlt mir der MDR doch Krankengeld.«

Glücklicherweise hatte sich Julia sofort darum gekümmert und, gleich nachdem René meinen Krankenschein abgegeben hatte, alles an die betreffenden Stellen weitergeleitet, so dass ich finanziell für die nächsten paar Wochen relativ abgesichert war. Wie es danach weiterging, daran dachte ich zwar noch nicht, aber ich fand es ungerecht und verletzend, dass Toni mich auf meine fehlende Arbeitskraft reduzierte. War ich denn in seinen Augen ein schlechterer Mensch, nur weil ich gerade nicht arbeiten konnte? Oder kam jetzt seine Wut darüber raus, dass ich bisher meine ganzen Piepen leichtsinnig verprasst hatte? Sollte die abweisende Art der ganzen letzten Tage eine Bestrafung für meine Finanzsünden sein?

»Bist du sauer auf mich?«, schluchzte ich.

Toni sagte nichts. Wusste er vielleicht sogar von Max und verschwieg es mir nur?

Ich sackte weinend gegen den Türrahmen. Meine Tränen waren heiß und taten auf den Wangen weh.

»Bleib doch da. Wenigstens ein bisschen. Bleib bei mir. Ich hab solche Angst.«

»Und dann? Was soll ich dann machen? Es muss doch weitergehen, irgendwie.«

Unschlüssig drehte er sich zu mir um. Ich versuchte ein Lächeln, als Toni meine Schulter drückte. Es war die linke, und es tat weh.

»Ende der Woche ist das Sommerfest der LVZ. Da kannst du ja mitkommen. Das lenkt dich vielleicht ab.«

Meine Mundwinkel klappten sofort wieder nach unten.

»Aber Toni, ich bin krebskrank und frisch operiert. Ich kann doch jetzt nicht auf irgendwelche Sommerfeste gehen! Wie sieht das denn aus? Ich mache doch hier nicht halligalli. Die Kraft dazu habe ich gar nicht! Auf was für Ideen kommst du eigentlich?«

Mit dem Telefon in der Hand drückte sich Toni an mir vorbei durch den Türrahmen, schnappte sich Tasche und Schlüssel und ging mit schnellen, lauten Schritten zur Tür.

»Schlaf ein wenig. Du bist völlig übermüdet!«

»Es gibt Politiker, die geben ihr Amt ab, weil sie sich lieber um ihre Frau kümmern. Und du bist gar kein Politiker!«, rief ich Toni mit zittriger Stimme hinterher.

Die Wohnungstür fiel schwer ins Schloss.

Ich dachte an Franz Müntefering, der sogar Vize-Kanzler war und sich vor ein paar Jahren komplett aus Berlin zurückgezogen hatte, um seiner krebskranken Frau beizustehen. Was für ein Mann! Ich rutschte den Türrahmen hinunter auf die Knie. Zusammengekauert saß ich auf dem Fußboden zwischen Bad und Flur und weinte hysterisch. Nach einer Weile wischte ich meine Rotznase mit den Ärmeln des Bademantels ab und guckte runter auf die Minnie-Maus.

»Nun hilf doch mal mit!«, flehte ich die Stickerei an.

Der Bademantel blieb stumm. Natürlich.

Ich musste selber etwas tun. Doch so aufgelöst, wie ich gerade war, konnte ich keinen klaren Gedanken fassen. Vielleicht war Tonis Rat gar nicht so doof: Ich tappste bockig zurück ins Schlafzimmer und beschloss, mich mal richtig auszuschlafen. Ich blieb fünf Tage durchgehend im Bett. Dann war der Interferon-Montag gekommen und mit ihm ein fetter Schnupfen.

»Warum bin ich denn jetzt erkältet? Gerade jetzt? Wo doch die Therapie anfangen soll! Das ist bestimmt wegen der entfernten Lymphknoten!«

Ich saß endlich wieder bei Professor S. im Zimmer, und obwohl ich mehr als deutlich zum roten Comfortsessel geschielt hatte, hatte mir mein Psychodoktor wieder den Platz am runden Holztisch angeboten. Darauf legte er nun eine Packung Papiertaschentücher, denn ich heulte schon wieder. Ich schniefte laut und schluckte schwer. K. S. guckte mich lange an. In seinen Fuchsaugen spiegelten sich Sorge und Amüsement zu gleichen Teilen.

»Das liegt nicht an den entfernten Lymphknoten. Ihr Körper ist durch die Eingriffe generell geschwächt. Und Ihre Psyche ist auch nicht gerade in Hochform. Da rebelliert das Immunsystem schnell mal. Das ist nicht weiter schlimm. Dann fängt das Interferon eben eine Woche später an.«

»Aber dann verschiebt sich alles immer weiter nach hinten!«

»Versuchen Sie, das mal auszuklammern. Sie müssen sich bewusst machen, dass Sie schwer krank sind und eben nicht nur einen Schnupfen haben. Das braucht Zeit, und darüber müssen Sie sich klarwerden. Geduld ist das A und O. Geduld haben und zulassen können, dass der Körper jetzt mal das Sagen hat.«

»Ich dachte immer, ich sei unbesiegbar. Dass ich alles machen kann, wenn ich es nur will. Dass sich mein Körper nach meinem Geist richtet.«

»Das denken viele. Darum ist eine Erkrankung wie Krebs für die meisten auch so ein großer Schock.«

»Als ich auf der Berlinale war, die letzten zwei Jahre, bin ich jedes Mal krank geworden durch das lange Gestehe am Roten Teppich jeden Abend. Da habe ich immer gefroren, aber durch die Aufregung und die vielen Stars habe ich das nie so gemerkt. Am dritten Tag war ich krank. Aber ich musste täglich einen Beitrag abliefern; neun Tage lang morgens schneiden bis mittags, abends bis in die Nacht drehen. Manchmal habe ich ein Grippemittel mit Red Bull zusammen eingenommen. Und abends dann noch ein bis zwei Sekt hinterher. Das hat immer geklappt. Ich stand wie 'ne Eins und hab alles geschafft. Da habe ich mich so überlegen gefühlt, so stark. Als könnte mir nie was passieren. Das ist jetzt alles weg. Ich fühle mich klein und schwach. Und dumm.«

»Ja. Sie stehen vor einer Grenze, die Sie nicht für möglich gehalten hatten.«

»Das fühlt sich ganz furchtbar an!«

»Wie geht es denn mit Ihrem Mann?«

»Denkbar schlecht!«

Ich erzählte von der Sprachlosigkeit der vergangenen Wochen und vom Sommerfest der LVZ, auf das Toni schließlich mit einer Arbeitskollegin gegangen war. Und dass ich seine mahlenden Kauleisten kaum noch ertrug.

»Für Ihren Mann ist das sicherlich anstrengender, als Sie denken. Wenn Sie nie Probleme hatten, dann haben Sie als Paar natürlich auch nie gelernt, über sie zu sprechen. Das wird dann in solchen Situation zu einer großen Schwierigkeit. Abstand kann für Sie beide erst mal gut sein. Besteht denn immer noch die Möglichkeit, dass Sie zu Ihrem Freund fahren?«

»Er wünscht sich das, glaube ich, sehr. Und ich auch! Aber ich weiß immer noch nicht, wie ich die Fahrt erklären soll. Und ich bin total verwirrt: Ich sehne mich nach Max, wie verrückt, aber auf der anderen Seite wünsche ich mir oft, dass Toni mehr für mich da wäre. Mich jetzt von ihm zu trennen ...«

»Von einer Trennung rate ich im Moment auch ab. Dafür sind sie tatsächlich noch zu schwach auf der Brust, und für so eine schwerwiegende Entscheidung braucht man Klarheit. Aber Abstand – wie gesagt: der wäre gut! Ich denke sogar, dass Ihr Mann damit einverstanden wäre. Auch er hätte so etwas Raum, um zu sich zu kommen. Sie beide müssen die Diagnose erst einmal verarbeiten. Das ist auch der Grund, warum Sie so viel weinen. Eigentlich alles ganz normal. Sie halten sich ganz gut!«

»Jaaa?«, fragte ich kleinlaut.

»Ja. Wir machen einen Termin für heute in einer Woche aus. Dann fangen wir mit dem autogenen Training an. Das könnte Ihnen während der Interferon-Therapie guttun.«

»Das kann ich aber nicht!«

»Das bringe ich Ihnen ja auch erst noch bei!«

S. lächelte mich aufmunternd an.

»Ach so. Toll!«

In Wirklichkeit war ich entsetzt, dass ich nun auch noch was Neues lernen sollte. Mein Kopf war doch ohne zusätzlichen Input schon voll genug.

Eine Stunde später saß ich ein paar Straßen weiter in der Tumorsprechstunde der Hautklinik. Statt Dr. M. saß eine junge blonde Ärztin mit Zopf und Brille vor mir. Von jungen blonden Ärztinnen hatte ich seit dem Tête-à-tête in der Nuklearmedizin die Faxen dicke. Deshalb fragte ich eine Spur zu frech nach meinem Bezugsarzt. Er war schließlich derjenige, der mir meine Lymphknoten gezeigt hatte und damit mein Innerstes kannte. Und ich war entsetzt, dass er jetzt, beim nächsten großen Schritt, nicht bei mir sein sollte.

»Dr. M. ist in einer OP. Ich bin Dr. R. und habe mich gründlich in Ihre Akte eingearbeitet. Ich werde Sie ab sofort mit betreuen. Wir wollen ja in die Interferon-Therapie starten. Dafür nehmen wir gleich noch Blut ab ...«

Ich fühlte mich wie ein ausgesetztes Küken und bekam Schnappatmung.

»Ich bin aber erkältet. Dr. M. hat gesagt, mit Erkältung geht das alles gar nicht!«

»Es ginge schon. Es ist nur nicht ideal. Wir können aber mit dem Start auch noch warten, bis der Infekt abgeklungen ist. Sie können letztendlich selbst entscheiden, wann Sie sich die erste Spritze geben. Ich erkläre Ihnen heute alles und gebe Ihnen auch das erste Rezept mit.«

»Ja, zeigen Sie mir das denn gar nicht? Wie das geht?«

»Das ist in der Packung ganz genau beschrieben. Sie können natürlich auch gerne hierher kommen und sich das erste Mal unter Anleitung spritzen. Nötig ist das aber nicht.«

»Ist das denn so ein automatisches Ding wie beim Insulin?«

Ich wusste von Kollegen, dass deren Medikament in einem Applikator saß und man letztendlich nur auf einen Knopf drücken musste, um sich das Zeug in den Körper zu jagen.

»Nein, beim Interferon sind das schon richtige Spritzen, die Sie sich in den Bauch oder in den Oberschenkel injizieren. Mit etwas Übung ist es trotzdem recht einfach. Und Übung kann Ihnen keiner abnehmen.«

»Na, Sie machen es sich ja einfach! Ich bin doch keine Medizinerin!«

Die Ärztin stockte und beugte sich in ihrem Stuhl leicht vor. »Frau Klehn, Sie sind sehr aggressiv ...«

»Ich bin nicht aggressiv, ich bin nur furchtbar aufgeregt! Und das ist in meiner Situation wohl auch normal!«

Ich war aggressiv. Und wie! Ich begriff nicht, was die sich plötzlich alle einbildeten. Prof. S. wollte, dass ich autogenes Training lernte, und die hier verlangte sogar von mir, dass ich mir das Spritzen selber beibrachte. Hatten die Ärzte auf Station nicht von einer Eingewöhnung gesprochen?

»Es tut mir leid, aber ich fürchte, ich bin der ganzen Sache nicht gewachsen.« Ich atmete hörbar aus und wickelte meine Arme so fest um meinen Körper, wie es mein immer noch empfindlicher linker Arm zuließ. »Es ist im Moment alles ein bisschen viel für mich. Meine private Situation ist auch gerade ziemlich schwierig. Und außerdem: Ich kenne Sie noch gar nicht. Sie sind fremd und sagen einfach so, dass ich mich selber spritzen soll. Ich habe das noch nie gemacht, und Ihre Kollegen auf Station haben gesagt, dass es eine Eingewöhnung gibt.«

Dr. R. nickte ruhig und verständnisvoll.

»Ich kann Ihre innere Aufruhr nachvollziehen. Ich will Ihnen helfen und Sie unterstützen. Das kann ich aber nur, wenn Sie offen dafür sind. Schauen Sie: Je schneller Sie die Spritzen selber beherrschen, um so unabhängiger sind Sie vom Krankenhaus. Sie sind noch so jung, ich dachte, ich tue Ihnen damit einen Gefallen.«

»Ja, eigentlich ist das ja auch gut. Aber ich habe furchtbare Angst – vor allem, was kommt.«

»Das ist völlig verständlich. Und ich versuche, Ihnen alles so genau wie möglich zu erklären und alle Ihre Fragen zu beantworten. Die Kraft, das alles durchzuziehen, die müssen Sie aber selber haben.«

Frau R. guckte mich eindringlich an. Ich spürte förmlich, dass sie trotz aller Vernunft froh war, nicht mit mir tauschen zu müssen. Und das machte sie mir ein klein bisschen sympathischer. Sie konnte nichts für mein angespanntes Verhältnis zu Toni, nichts für meine komplizierte Liebe zu Max und erst recht nichts für meinen Krebs. Und die blöde Blondärztin aus der anderen Abteilung, die kannte Frau Dr. R. vielleicht nicht mal.

»Ich gebe mir ab sofort mehr Mühe«, gab ich klein bei.

Die Ärztin lachte.

»Aber nicht für mich, okay? Es geht um Sie! Wollen wir loslegen? Bereit für jede Menge Information?«

Ich nickte und mein Herz klopfte mir bis zum Hals. Gott, war das alles anstrengend!

»Also, eine Interferon-Therapie unterstützt Ihr Immunsystem. Wie Sie wissen: Wir haben Sie gründlich untersucht und keinen Hinweis auf Metastasen gefunden. Allerdings besteht ab einer Tumorgröße von 1,5 mm – und da liegen Sie drüber – ein erhöhtes Risiko, dass sich in Ihrem Körper dennoch irgendwo Tumorzellen abgesiedelt haben, die wir jetzt noch nicht erkennen können. Diese können durch das Interferon bekämpft werden. Wichtig ist dabei zu wissen: Eine Interferon-Therapie kann bedeutend dazu beitragen, Ihr krebsfreies Intervall zu verlängern, sie verbessert aber nicht generell Ihre prozentuale Überlebensrate. Das muss ich Ihnen so sagen, okay?«

Ich nickte. Wenn mich das Schicksal also in die Gruppe gepackt hatte, die in den nächsten zehn Jahren die Biege machte, würde die Therapie mich nicht davor schützen können. Sie würde aber vielleicht helfen, dass ich bis dahin noch möglichst lange Fun am Leben hatte. Das war gut. Ich nickte noch mal.

»Sie müssen nun sehr viel trinken, mehr als je zuvor!«

Trotz meiner Angst musste ich beinahe grinsen, so lustig klang das.

»Drei bis vier Liter wären perfekt am Tag.«

Okay, bei der Menge konnte sie keinen Alkohol meinen.

»Je weniger Sie trinken, desto stärker spüren Sie die Nebenwirkungen. Deshalb: viel trinken, am besten Wasser!«

Ich nickte wieder. Viel trinken, viel pullern. Gut für den Stoffwechsel.

»Sie spritzen dreimal die Woche. Am besten immer an festen Tagen, zum Beispiel immer Montag, Mittwoch und Freitag. Das merkt man sich gut. Die häufigsten Nebenwirkungen sind Grippesymptome. Besonders am Anfang werden Sie starke Glieder- und Kopfschmerzen haben, höchstwahrscheinlich auch höheres bis hohes Fieber. Sie sind ja eher ein Leichtgewicht, die ersten Spritzen werden Sie wahrscheinlich etwas heftiger spüren. Sie bekommen zu jeder Packung Interferon Schmerztabletten verschrieben. Zu jeder Spritze nehmen Sie eine Tablette und am Folgetag dann nach Bedarf. Spritzen Sie abends, dann verschlafen Sie vielleicht einen Teil der Nebenwirkungen. Sie werden eine stärkere Müdigkeit als normal verspüren. Und: Interferon kann leider auch Depressionen auslösen. Sie sind ja bei Prof. S., der behält Sie diesbezüglich im Auge. Zum Schluss ist noch wichtig, dass Sie nicht schwanger sind und während der Therapie auch verhüten.«

Der Monolog schien beendet. Und wieder nickte ich. Obwohl ich mich inzwischen am liebsten geschüttelt hätte.

»Ich gebe Ihnen hier eine ausführliche Broschüre und ein komprimiertes Infoblatt mit, da steht vieles noch einmal zur Unterstützung drauf. Eine genaue Anleitung liegt in der Packung. Ich empfehle Ihnen, einfach loszulegen, sobald Ihr Schnupfen abklingt.«

»Okay.«

»Und dann sollten wir auch bald ihre Anschlussheilbehandlung beantragen. Viele Patienten treten die sofort aus dem Krankenhaus heraus an. Ihnen empfehlen wir aber, sie so bald wie möglich nach dem Beginn der Interferon-Therapie zu starten. Dann haben Sie in der ersten Zeit sozusagen eine Rundum-Betreuung. Ich gebe Ihnen hier den Kontakt zur Tumorberatung der Uniklinik. Die helfen Ihnen auch gleich bei der Beantragung eines Schwerbehindertenausweises. Ich rate Ihnen dringend, das alles noch vor der ersten Spritze zu machen.«

Schwerbehindertenausweis? Von der Anschlussheilbehandlung hatte ich auf der HAUT 1 schon gehört und auch, dass ich die lieber später machen solle. Aber ein Schwerbehindertenausweis? Ich war doch nicht blind! Ich sagte nichts, gab Frau Dr. R. die Hand und ging mal wieder mit einer Zettelwirtschaft in der Hand aus dem Behandlungszimmer. Direkt vor der Tür stand Toni, mitten am Tag! Beinahe geschockt guckte ich ihn an.

»Ich wollte dich abholen. Wie war es denn?«, fragte er, und seine Backen waren dabei weich.

»Ich glaube gut. Ich bin aber angeblich schwerbehindert, muss vier Liter am Tag trinken und immer Schmerztabletten nehmen. Und meine Überlebens-Prognose ändert sich nicht durch das Interferon, auch wenn es Tumorzellen zerstören kann.«

Tonis Augen wurden ganz groß.

»Wie, überleben? Was heißt denn das? Du stirbst doch nicht an dem, was du hast!?«

Das blanke Entsetzen stand Toni ins Gesicht geschrieben. Mir fiel es wie Schuppen von den Augen: Er war ja in dem ersten Aufklärungsgespräch weder dabei gewesen noch hatte er Dr. M.'s komische Tabelle gesehen! Nahm er vielleicht deshalb meine Situation so auf die leichte Schulter?

Ich fasste ihn am Arm. »Komm, wir gehen in die Apotheke!«

Als die Apothekerin mit einem großen weißen Karton aus dem Lager zurückkam, guckte sie mich mitleidig an. Pathetisch machte ich eine Leidensmiene an der Theke.

»Das Medikament darf die Kühlkette nicht verlassen. Wissen Sie das?«

Ich wusste es noch nicht. Ich dachte augenblicklich an meine eventuelle Fahrt zu Max, und mir wurde flau im Magen. War ich jetzt achtzehn Monate lang an meinen Kühlschrank gekettet?

»Und was ist, wenn ich mal unterwegs bin?«

Mir traten schon wieder die Tränen in die Augen, und die Apothekerin sah so aus, als wollte sie gleich mit mir mitweinen. Bestimmt wusste sie genau, was man hatte, wenn man so ein Medikament bekam.

»Ich gebe Ihnen mal etwas mit. Damit müsste es gehen. Moment bitte!«

Sie verschwand kurz nach hinten und kam mit einer kleinen Tasche zurück. Sie war weiß und hatte ein pinkes Blumenmuster. Spießig und hübsch zugleich.

»Das ist eine Kühltasche. Die schenke ich Ihnen. Ich packe Ihnen da noch einen Kühlakku rein, für den Weg nach Hause. Mit genügend Kühlakkus müsste das dann auch für längere Reisen gehen. Die Tasche isoliert ganz gut. Ansonsten wissen Sie Bescheid?«

»Ich habe ein Merkblatt und eine Broschüre!«

»Dann lesen Sie sich das beides bitte vor der ersten Spritze gründlich durch. Wenn Sie Fragen haben, dann können Sie sich jederzeit an uns wenden. Dann wünsche ich Ihnen alles Gute und viel Glück!«

»Dankeschön! Wir sehen uns jetzt sicher öfter.«

Ehrfürchtig und beinahe stolz nahm ich die kleine Kühltasche entgegen. Deren Inhalt würde meinem Leben schon bald einen neuen Rhythmus geben.

»Susanne, ich habe tolle Nachrichten! Die Frau von meinem Lieblingsbühnenpartner ist Krankenschwester. Ich habe schon mit ihr gesprochen, sie bringt dir sehr gerne das Spritzen bei und betreut dich auch, ohne dass du extra in die Arztpraxis musst. Sie kommt dann einfach immer in meine Hütte und macht das mit dir!«

Max platze vor Aufregung, und ich wusste, dass es kaum noch einen Grund gab, nicht zu ihm zu fahren. Er tat aus der Ferne wirklich alles, um mich so gut wie möglich zu unterstützen. Ich dachte an Prof. S.'s Worte, dass Toni mit etwas Abstand vielleicht sogar einverstanden wäre.

»Okay, ich versuche, dass ich im Laufe der nächsten Woche zu dir komme. Bist du dir wirklich sicher? Ich bin nicht gesund.«

Meine Wunden waren inzwischen soweit geheilt, dass ich nun nur noch selten Schmerzmittel brauchte und mir eine Reise mit mittelleichtem Gepäck zutraute. Auch meine Erkältung war so gut wie abgeklungen. Aber richtig fit war ich bei Weitem noch nicht. Und das eigentliche Theater war ja noch nicht mal losgegangen.

»Na gerade deshalb musst du hierher! Hier gibt es gute Luft, viel Natur, es ist ruhig und ich würde dann schon mal ganz zarte Steaks für uns beim Ortsmetzger vorbestellen. Eigentlich wartet alles nur noch auf dich!«

Ich konnte Max' Herzschlag beinahe durch die Telefonleitung hören. In diesem Moment wollte ich nichts mehr als bei ihm sein.

»Okay! Ich versuche mein Bestes. Ich muss die Ärzte noch mal fragen und eine Anschlussheilbehandlung beantragen. Dann kann ich vielleicht kommen.«

Dass ich auch noch einen Schwerbehindertenausweis bekommen sollte, verschwieg ich lieber mal. Das war nicht so richtig sexy.

»Super! Dann halt mich auf dem Laufenden! Ich bin ganz aufgeregt, dass du wirklich kommst!«

»Mal sehen!«

»Ja, mal sehen, mal sehen!«, rief Max beschwingt. »Ganz bestimmt kommst du!«

Angesteckt von seiner Fröhlichkeit, dackelte ich gleich am nächsten Tag zur Tumorberatungsstelle der Uniklinik. Der Berater dort war ein hübscher Kerl, maximal Anfang dreißig. Schon nach wenigen Sekunden spürte ich neben professioneller Freundlichkeit auch sein Unbehagen darüber, dass jemand »in unserem Alter« schon mit der schrecklichsten aller Krankheiten ankam. Als Erstes überreichte er mir zwei kleine blaue Hefte.

»Die sind von der Deutschen Krebshilfe und bieten gute und leicht verständliche Informationen.«

Auf einem Heft stand »Hautkrebs«, auf einem anderen »Wegweiser zu Sozialleistungen«. Er wies auf die Titel und sagte: »Ich kann Ihnen auch Selbsthilfegruppen empfehlen, wenn Sie das möchten. Den Schwerbehindertenausweis beantrage ich Ihnen auch gerne. Das können wir gleich alles gemeinsam ausfüllen!«

»Brauche ich den denn überhaupt?«

»Naja, Sie haben Anspruch drauf. Bei Krebs sind Sie mindestens 50 Prozent schwerbehindert. Das bringt steuerliche Vorteile mit sich, Kündigungsschutz, mehr Urlaubstage und auch Ermäßigungen in Theater, Kino, Zoo und so weiter. Das steht Ihnen zu!«

»Aber das glaubt mir doch niemand, dass ich so jung schon schwerbehindert bin! Man sieht mir den Krebs doch nicht an.« Noch nicht, dachte ich.

»Das ist doch egal. Auf den Ausweis kommt ein Foto von Ihnen, dann glauben Ihnen das auch alle. Wollen wir damit anfangen und uns dann um die AHB, die Anschlussbehandlung kümmern? Ich habe hier auch mehrere Prospekte von Rehakliniken, die können Sie sich gerne schon mal anschauen. Ich empfehle immer die Ostsee, da hat man wenigstens was davon.«

Ich packte alle meine ärztlichen Befunde vor dem jungen Mann auf den Tisch. Er fing sofort an, sich alles zu kopieren. Beim telefonischen Vorgespräch hatte man mir genau gesagt, was ich in die Beratung mitbringen müsste, damit man mir dann alles Weitere abnehmen konnte. Bis jetzt klappte ja alles prima.

Während der Berater anfing, mehrere Blätter mit meinen Daten zu füllen, schnappte ich mir die Klinik-Prospekte und sondierte sie, als wären sie Urlaubshotels. Bei zweien fand ich die Einrichtung so spießig und geschmacklos, dass ich das sofort dem Tumor-Typen mitteilte.

Er lachte.

»Das sind ja letztendlich alles Krankenhäuser. Das darf man nicht vergessen. Ich schreibe auf den Antrag mal ganz dick ›Ostsee‹ drauf. Bei Krebs klappt das auch meistens. Ich brauche nur noch ein paar Unterschriften und würde dann alles auf den Weg bringen. Die betreffenden Stellen melden sich dann: bezüglich der Kur der Rentenversicherungsträger, wegen des Ausweises das Sozialamt.«

»Na prima. Von denen mal was zu hören, das hatte ich mir schon immer gewünscht!«

Wir mussten beide noch einmal lachen und verabschiedeten uns. Ich war positiv überrascht, wie gut, leicht und schnell man an Unterstützung kam. Und ich war stolz auf mich, diesen offiziellen Termin ohne Heulerei über die Bühne gebracht zu haben. Das musste ich gleich K.S. erzählen!

»Mein rechter Arm wird warm! Mein rechter Arm wird warm und schwer!«

»Also, ich würde dann wirklich zu Max fahren, oder?«

»Jetzt wird erst mal Ihr rechter Arm warm und schwer.«

»Toni habe ich gesagt, ich fahre zu Bekannten, die ich im Job kennengelernt habe. Ich bin ja mit einigen Schauspielern locker befreundet. Und ich habe Max im Job kennengelernt. Das ist dann nur halb gelogen! Ich platze zwar fast vor schlechtem Gewissen, aber ich habe wirklich das Gefühl, dass er nichts dagegen hat. Ich will nicht gerade sagen, dass er froh ist, aber geweint hat er nun auch nicht, zumindest nicht vor mir.«

Toni hatte weder protestiert noch angeregt, stattdessen eine gemeinsame Reise zu unternehmen. Mein schales Gefühl im Magen versuchte ich damit zu verdrängen, dass ich mich durch den Krebs im Recht sah, nun egoistisch sein zu dürfen. Ich würde zu Max fahren. Tatsächlich. Und deshalb hatte ich Hummeln im Hintern, und zwar hoch zehn.

»Also, Frau Klehn, so wird das nichts! Sie müssen sich schon konzentrieren. Das autogene Training wird Ihnen helfen, abzuschalten. Interferon kann ziemlich heftig auf die Psyche gehen.«

»Ja, aber seit ich weiß, dass ich fahre, geht es meiner Psyche richtig dufte!«

»Das machen Sie auch völlig richtig. Und das ist ganz prima, dass Sie sich so freuen! Glückshormone sind ganz wichtig. Aber das haben wir schon alles gründlich besprochen, und ich will Ihnen die Grundlagen erklären. Also: Mein rechter Arm ...«

»... wird warm und schwer!«

S. lachte und schüttelte liebevoll den Kopf.

»Okay, dann schreiben wir aber wenigstens mal alles für Sie auf! Und wenn Sie bei Ihrem Freund sind, nehmen Sie sich bitte die Zeit, das zu üben und wenigstens zu verinnerlichen. Selbst wenn Sie am Anfang noch nichts spüren, kann es schon helfen, dass Sie sich komplett auf einen

Ihrer Körperteile konzentrieren. Das kann auch gut negativen Gedankenkarussellen entgegenwirken!«

»Apropos, eine Sache beschäftigt mich sehr, die muss ich bitte noch mit Ihnen besprechen. Frau Dr. R. hat gesagt, dass die Interferon-Therapie sich nicht positiv auf meine Überlebens-Prognose auswirkt. Das heißt ja, dass trotz der Spritzen der Krebs innerhalb der nächsten zehn Jahre durchaus zurückkommen könnte. Und dass ich vielleicht doch daran sterbe. Das macht mir im Moment immer mehr Angst!«

Um ehrlich zu sein: Tonis entsetzter Blick vor dem Arztzimmer ließ mich nicht mehr los.

»Frau Klehn, bei diesen Prognosen spielen so viele Faktoren eine Rolle, zum Beispiel, was für ein malignes Melanom das war; da gibt es verschiedene Arten; dann, wo der Tumor saß, wie tief er war und ob der Patient männlich oder weiblich ist. Frauen haben bei schwarzem Hautkrebs zum Beispiel eine bessere Prognose als Männer. Vor allem aber muss man festhalten: Krankheit ist etwas sehr Individuelles. Und Krebs erst recht. Selbst wenn zwei Patienten beinahe identische Tumordaten haben, kann der Verlauf völlig unterschiedlich sein. Positiv wie negativ. Gehen wir mal nur vom Positiven aus. Die OP ist gut verlaufen und zusammen mit der Interferon-Therapie bekommen wir das in den Griff!«

Ich nickte.

»Es kann also auch sein, dass ich nie wieder ein neues Melanom bekomme?«

»Das ist genauso gut möglich wie auch andersrum. Aber so ist es doch mit allen Dingen, die in der Zukunft liegen, oder? Wichtig ist deshalb, dass sie regelmäßig zu den Nachsorgeterminen gehen. Auch dann noch, wenn die Therapie vorbei ist und Sie sich wieder ganz gesund fühlen. Und jetzt haben Sie ein ganzes Stück Arbeit vor sich, und dafür brauchen Sie Ihre ganze Kraft. Versuchen Sie, sich nicht durch Angst und Unbehagen bremsen zu lassen. Sie müssen sich auf sich konzentrieren. Und deshalb möchte ich gerne, dass Sie sich intensiv mit dem autogenen Training beschäftigen.«

S. lächelte milde und klopfte auf den Tisch zwischen uns. Ich gab mich geschlagen und schrieb brav, was er mir diktierte.

Eine halbe Stunde später verließ ich mit drei Dingen S.'s Zimmer: der Gewissheit, dass der Krebs nun erst mal für sehr lange ein Teil meines Lebens bleiben würde, einem kleinen Notiz-Heft voller Anleitungen für das autogene Training und dem Befehl, mich zweimal die Woche telefonisch zu melden. Kurz bevor ich ging, hatte S. sogar noch mal in der Hautklinik angerufen.

»Schönen Gruß von Dr. M.: Keine zu schweren Koffer, viel, viel trinken – und in drei Wochen dürfen Sie sogar im Pool planschen, wenn Sie sich so fühlen. Dort gab's doch einen Pool, oder?«

»Ja, den gibt es dort! Aber darf ich so was denn wirklich noch? An den Pool gehen?«

»Hohen Sonnenschutz drauf und ab in den Schatten! Hören Sie auf Ihren Bauch, in allen Dingen. Viel Glück! Und in spätestens einer Woche erwarte ich Ihren ersten Anruf, sonst komme ich hinterher!«

Drei Tage später stieg ich tatsächlich in den Zug. Pünktlich zur Abfahrt konnte meine linke Hand wieder greifen und tragen. Voller Bedeutung baumelte an ihr meine kleine Kühltasche mit den Spritzen und Kühlakkus. Noch sechs Stunden bis zum nächsten Kühlschrank. Max' Kühlschrank.

4. PIEKSEREI IN DEN BAUCH

»Wie heißt das, wo du hinfährst?«

»Sauerland. Das ist eine Stunde von Köln weg.«

»Ganz ehrlich, noch nie gehört!«

»Größere Städte dort sind Meschede und Olpe.«

»Kenn ich nicht! Du schickst mir nachher bitte deine genaue Adresse per SMS, damit ich weiß, wo du bist. Wenn du abgeholt werden willst, egal wo, egal wann, dann sag mir bitte Bescheid. Ich ärgere mich, dass du mir nicht eher Bescheid gesagt hast, ich hätte dich doch dahin gefahren!«

»Ach René! Ich hab doch selber bis zum Schluss überlegt!«

»Naja, Hauptsache, dir geht es gut dort! Du meldest dich aber bitte regelmäßig!«

»Ja, meinen Psycho-Doc muss ich auch ständig anrufen. Wenn du mal nichts von mir hörst, ist das auch nicht schlimm.«

»Das kommt gar nicht in Frage. Du rufst entweder mich an oder Oli oder Kristin. Und wir sagen uns das dann gegenseitig.«

Die drei hatten sich in den letzten Wochen rührend um mich gekümmert und jeden Tag Kontakt gehalten. Kurz vor meiner Abreise hatten René und Oli mich am frühen Abend erstmals wieder mit in eine Bar genommen und statt Cocktails rote Fruchtshakes bestellt, nicht nur für mich, sondern für uns alle.

»Rotes Obst ist gut gegen Krebs!«, hatte Oli beim Zuprosten gesagt, und René untermalte das mit einem lauten »Hmmm, lecker! Schmeckt viel besser als Alkohol!« Dennoch war der Kreis um mich rum in den letzten Wochen immer enger geworden – das Schicksal trennte nun die Spreu vom Weizen. Meinen Freunden, die tatsächlich vorbehaltlos für mich da waren, war ich so dankbar, dass ich es nicht in Worte fassen konnte. Und trotzdem sehnte ich mich fast danach, während der Zeit bei Max alle Zelte hinter mir abzubrechen. Wenigstens für eine Weile.

»Bedräng mich mal nicht so. Das wird mir sonst alles zu viel«, versuchte ich René abzuwehren.

»Wir machen uns Sorgen um dich, weil du uns wichtig bist und wir sofort dasein wollen, wenn du uns brauchst. Und du darfst nicht vergessen, dass wir auch neugierig sind, wie es mit Max läuft! Du wärst die Erste, die danach fragen würde, wäre es umgedreht! So!«

Das stimmte natürlich, und so schrieb ich auf meinen gedanklichen Telefonzettel gleich hinter K.S. die Kinder. Dann kam ein Funkloch, und mein bester Freund war weg. Und mit ihm auch die Ruhe. Mit jedem Bahnhof, an dem der Zug hielt, wurde ich nervöser. Als ich in Hagen in einen Regionalzug wechseln musste, hielt ich es vor Aufregung kaum noch aus. Mir war heiß und kalt und ich fühlte mich schrecklich verletzlich. So viel war passiert, seit Max und ich uns das letzte Mal voneinander verabschiedet hatten.

Als er eine Stunde später vor mir stand, raubte es mir den Atem. Max war blonder und noch muskulöser als bei unserem letzten Date. Man sah sofort, dass er jeden Tag an der frischen Luft arbeitete. Ein perfekter Sommermann. Seine blauen Augen funkelten nur so. Er war so schön! Und ich stand da mit meinem Köfferchen und fühlte mich alles andere als ebenbürtig. Niemals würde ich diesen Adonis halten können. Die blumengemusterte Kühltasche, die ich umklammert hielt, würde zwischen uns stehen, sie musste es einfach. Kein Typ der Welt, der so umwerfend war wie Max, würde sich freiwillig in mein Schlamassel begeben.

»Glöckchen! Endlich bist du da! Sind da deine Spritzen drin?«

Voller Übermut nahm mir Max mit einem Schwung die Tasche, die ich eben noch fast schützend vor mich gehalten hatte, aus der Hand.

»Ja!«

»Die sieht ja niedlich aus, die Tasche.«

»Findest du?«

»Naja, ein bisschen spießig, aber irgendwie auch süß!«

Und dann küsste er mich. Meine Knie wurden weich.

»So, gib mir mal deinen Koffer! Vor dem Bahnhof wartet Meinolf, das ist der, dessen Frau die Krankenschwester ist und mein liebster Kollege. Der fährt uns schnell hoch zur Hütte, und nachher gehen wir zwei beim Italiener essen. Ist das schön für dich?«

»Ja, sehr schön. Aber bitte alles nicht so schnell, ich bin ein bisschen lahmer als sonst.«

Innerlich teilte ich Max' überbordende Freude, aber ich spürte schon, dass ein Hinterherkommen schwer für mich werden würde. Mein Kopf fuhr ein ganz anderes Tempo als früher.

»Das kriegen wir schon hin!«

Vor dem kleinen Landbahnhof stand ein zierlicher Mann mit einer tiefschwarzen, halblangen Mähne und einem breiten Grinsen.

»Ich bin der Meinolf. Schön, dass du endlich kommen konntest. Der Max erzählt jeden Tag von dir.«

Ich freute mich. Meinolf war mir sympathisch.

»Vielen Dank, dass Sie mich mit abholen kommen.«

»Ach was, das ist ja wohl normal, woll! Ich fahre euch jetzt mal hoch, und morgen kommt die Gitta vorbei. Dann könnt ihr alles wegen der Spritzerei besprechen. Das wird schon gut gehen.«

Max hatte ganz offensichtlich alles für mich vorbereitet.

»Die Steaks sind auch schon eingelegt«, sagte er und las damit wieder mal meine Gedanken. »Die essen wir morgen, da ist spielfrei und wir haben schön Zeit. Am Samstag kannst du dann das Stück gucken, wenn du möchtest. Ich hab vorsichtshalber schon mal einen tollen Platz für dich reserviert.«

Mir wurde ganz schwindlig. Die letzten Wochen hatte ich mehr oder weniger so vor mich hinvegetiert, wenig gesprochen, viel gegammelt, geschlafen, mich gehen lassen und Trübsal geblasen – und nun wartete ein ausgeklügeltes Ferienprogramm auf mich. Ich hoffte inständig, dass ich da mithalten konnte.

Das Festspielgelände, auf dem Max wohnte, thronte auf einem Berg, unter dem sich ein kleines Dorf entlangschlängelte. Auf dem Weg nach oben passierten wir niedliche Fachwerkhäuschen, Wiesen, Wälder, Weiden und viele Pferde. Idylle pur! Max' Hütte stand am Rand einer Koppel, auf der ein kleiner Esel graste.

»Das ist Apollo! Der wird uns morgens allerdings immer wecken.«

»Das ist ja wie im Märchen!« Ich war wirklich hingerissen.

»Nun komm erst mal rein!«

»Ich wünsch euch viel Spaß. Und noch mal herzlich willkommen!«

Meinolf hob die Hand zum Gruß und grinste dabei übers ganze Gesicht. Mund und Augen strahlten gleichermaßen.

»Das ist aber ein herzlicher Mensch!«

»Ein wirklich toller Kerl! Ich mag ihn sehr. Die Gitta wird dir auch gefallen, ihr passt gut zusammen.«

»Jetzt passe ich hoffentlich erst mal zu dir!«

Max gab mir einen Kuss aufs Haar und schob mich zur Tür des Holzbungalows.

»Nun guck doch erst mal! Ich bin so aufgeregt, dass ich dir hier alles zeigen kann. Und dass du mich auch mal spielen siehst! Insgeheim warte ich doch schon die ganze Zeit auf dich. Ich wollte dich nur nicht so sehr bedrängen – und ich hoffe, das habe ich auch nicht.«

»Hast du auch nicht!«

Die Herberge war winzig klein, aber sehr gemütlich. Es gab ein Bad mit Dusche und WC, einen Wohn-/Schlafraum mit integrierter Küchenzeile. Durch das große Fenster guckte man direkt auf den Wald. Die Wipfel der großen Bäume bewegten sich sanft im lauen Sommerwind, der Himmel darüber war tiefblau, und alles, was man hörte, war das Gezwitscher der Vögel und das Trappeln des kleinen Esels. Ich atmete laut aus. Frieden.

»Hier, guck mal, die leckeren Steaks für morgen!«

Max hielt mir eine Schüssel mit zartem Fleisch unter die Nase.

»Der Kühlschrank ist voll, Wurst, Käse, Tomaten, Joghurt, Milch – alles Bio! Du nimmst dir, was du willst, oder sagst mir, was ich dir zubereiten darf. Ich mache das gerne, ja?«

»Danke ...«

»Hast du schon Hunger? Möchtest du was?«

»Nein, danke.« Ich war viel zu aufgeregt, um an Essen überhaupt zu denken.

»Hier habe ich dir schon Platz gemacht für deine Spritzen. Gib gleich mal her!« Max hockte vor dem Kühlschrank und verstaute die Interferon-Packung. »Das kriegen wir alles hin, Glöckchen!«

»Na, hoffentlich.«

»Klar! Setz dich mal hin, mach es dir bequem.«

Vorsichtig platzierte ich mich auf der Einzelliege, die unter dem Fenster stand und nach frischer Bettwäsche roch.

»Ich habe auch noch eine Besuchermatratze, die kann ich zur Nacht hier aufbauen. Ich habe halt nur das kleine Bett, da musst du mal gucken, wie das für dich geht, wenn wir da zusammen drin liegen. Sonst gehe ich nämlich runter auf die Matratze.«

Mit diesen Worten kam Max mit zwei großen Schritten zu mir rüber, setzte sich neben mich, zog sich sein T-Shirt aus und mich in seine Arme. Tief atmete ich seinen Geruch ein und fragte mich, wie ich das ganze Krebs-Theater ohne ihn nur ausgehalten hatte.

»Meine Susanne! Ich bin so aufgeregt, dass du da bist!«

»Ich auch. Aber ich fühle mich gerade ziemlich zerbrechlich.«

»Du hast ja auch ganz schön was durch. Zeig mir mal deine Narben!« Max klang dabei, als würde ich gleich einen Orden oder eine Urkunde rausholen, also irgendwas, das mich auszeichnete.

Beinahe stolz hob ich meinen linken Arm, so weit es ging, und präsentierte den roten Strich, der sich beinahe komplett durch meine Achsel zog. Kleine Querlinien erzählten von den Nähten, die die Wunde noch vor wenigen Wochen zusammengehalten hatten, und gaben der Narbe etwas Comichaftes.

»Okay. Naja, die wird ja noch blasser werden. Und am Rücken?«

Ein bisschen zittrig zog ich mein Top aus und drehte mich um. Ich dachte daran, wie ich sie mir vor dem Badezimmerspiegel das erste Mal angeguckt hatte und wie erschrocken ich gewesen war, trotz der Vorwarnung der Schwester bei meiner Entlassung aus dem Krankenhaus.

»Das ist ein ganz schöner Schlatz«, sagte ich vorsichtig.

»Ja, das kann man so sagen. Ein gut gemachter Schlatz. Relativ schmal. Aber ganz schön lang.«

»Ich weiß gar nicht richtig, wie lang. Ich schätze, so zehn Zentimeter?«

»Wollen wir mal messen?«

»Ja!«

Meine Narbe war plötzlich nicht mehr gruselig, sondern ein kleines Abenteuer.

Max schnappte sich ein Plastiklineal von seinem Schreibtisch. Als er es an meinen Rücken legte, bekam ich eine Gänsehaut.

»Genau zehn Zentimeter!«

»Echt?«

»Ja.«

»Wahnsinn.«

»Ja. Aber irgendwie steht dir das. Hat was von einer Kriegerin.«

»Jaaa, ich hab auch schon mal gedacht, dass das so was wie mein Schwerthieb sein könnte. Ein Schwerthieb vom Schicksal! Angelina Jolie hat im Film ›Original Sin‹ so ähnliche Narben, die hat ihr der Ex-Freund mit dem Messer gemacht. Wie Kerben. Jetzt hab ich auch eine Kerbe. Oder ich bin Lara Croft in ›Tomb Raider‹. Oder so!«

Ich war plötzlich ganz aufgeregt.

»Ach, mein kleines Pathosmonster. Du bist alle zusammen! Und jetzt zeige ich dir das Gelände.«

Das Areal war ausgebaut wie eine Westernstadt. Es gab einen großen Saloon, mehrere Blockhütten, eine Showhalle für Musikprogramme, eine Arena für eine Pferdeshow und eine echte Schmalspurbahn, die mit Kohle betrieben wurde und über die riesige Naturbühne tuckerte. Die

Spielfläche dominierte die ganze Anlage und war die größte Freilichtbühne, die ich je gesehen hatte. Über hundert Meter breit baute sie sich vor dem überdachten Zuschauerraum auf und wirkte mit den echten Bäumen, Felsen und Hügeln wie ein Kinopanorama. Da die heutige Vorstellung schon vorbei war, standen Max und ich ganz alleine zwischen den Stuhlreihen, was das Ganze noch majestätischer wirken ließ.

»Wow, das ist ja echt groß!«

»Ja, Pierre Brice hat hier gespielt, in den Siebzigern und Achtzigern.«

»Ich finde dich aber heißer als Pierre Brice!«

»Na, guck dir übermorgen erst mal die Show an, ehe du Komplimente verteilst, du süße Maus. Wollen wir mal hinter alle Kulissen gucken?«

»Gerne ein andermal.«

»Dann zeige ich dir aber noch mein Pferd und das Clubhaus.«

Das Gebiet hinter der Bühne war beinahe so groß wie das davor. Und überall begrüßten mich lachend freundliche Menschen, deren Namen ich in dem Moment wieder vergaß, als Max sie nannte. Mein Gehirn fühlte sich an wie eingerostet, meine Aufnahmefähigkeit hatte sich eigentlich schon mit Meinolfs Bekanntschaft erschöpft.

»Max, ich kann nicht mehr!«, sagte ich leise, als wir vor einer Pferdebox standen, die mit »Emilio« überschrieben war. Das stolze Tier reckte Max zutraulich seinen Kopf entgegen und ich wich angstvoll zurück.

»Gib mir mal deine Hand!«

Er legte zwei Apfelstückchen drauf, umfasste sie und steuerte sie sanft Richtung Pferdeschnauze. Als ich realisierte, was Max gerade mit mir vorhatte, sprang ich hysterisch zurück, riss meine Hand aus seiner und schüttelte die Äpfel auf den Boden. Emilio wieherte aufgeregt und bumste gegen den Verschlag seiner Box.

»Susanne, was machst du denn da? Das Pferd erschreckt sich doch!«

»Max, ich kann nicht mehr. Ich hab Angst vor dem Pferd. Ich will das nicht machen.«

Max guckte mich ratlos an.

»Ich dachte, du freust dich. Der hätte dir niemals was getan. Ich würde dich doch nicht in Gefahr bringen.«

Mir kamen die Tränen.

»Tut mir leid.«

»Na komm, wir gehen in die Hütte. Willst du vorher den Pool noch sehen?«

»Nein!«, ningelte ich und hätte beinahe mit einem Bein aufgestampft. »Ich darf sowieso erst in zweieinhalb Wochen baden!«

Max lachte. »Na gut, meine kleine Zicke. Dann zeig ich dir den ein andermal.«

Max legte sanft seinen Arm um meine Schultern und führte mich aus dem Stall. Und ich fürchtete, dass mein kleiner Anfall nur die Spitze eines vor uns liegenden Eisbergs war.

Zwei Tage später saß ich in der besten Platzkategorie im Publikum und fuhr mir immer wieder durch meine Frisur. Ich bildete mir ein, dass Max mich die ganze Zeit von der Bühne aus sehen konnte, obwohl ich wusste, dass das Quatsch war. Und selbst wenn, würde er mit Sicherheit nicht erkennen, wie meine Haare lagen. An ihm konnte ich jedoch alles erkennen, und ich fand ihn makellos. Als heißblütiger Indianer überstrahlte er für mich die ganze Bühne, und das lag nicht nur daran, dass er oberkörperfrei spielte und man jeden harten Muskel seines Waschbrettbauchs sah. Ich wusste, dass er an einer anderen Freilichtbühne schon jahrelang den Winnetou verkörpert hatte, und kannte Fotos davon, die ich allesamt sexy fand. Aber das alles war nichts gegen eine Live-Performance. Seine Stimme dröhnte vollmundig und glasklar über die Köpfe der vielen Zuschauer direkt in mein Ohr. Er kämpfte wie ein Teufel und ritt wie der Wind. Von der Handlung des Karl-May-Stücks kriegte ich nicht viel mit, dafür registrierte ich umso mehr, dass alle Frauen in meiner direkten Umgebung Max lüstern anglotzten. Und ich wusste nicht, ob ich mich darüber freuen oder besser Angst davor haben sollte. Denn ganz egal, ob ich die Tanten als unattraktiver, reizloser oder auch ungehobelter empfand als mich, sie hatten alle einen entscheidenden Vorteil: Sie waren gesund.

Am Montagabend saß ich auf einer Holzbank vor Max' Hütte und guckte Apollo dabei zu, wie er zufrieden auf seiner Koppel stand und hin und wieder mit dem Schwänzchen wackelte. Ich hatte mich inzwischen besser hier eingelebt, das viele Grün beruhigte meine Nerven, das Gelände und seine Gesichter wurden mir vertrauter, und heute Morgen hatte ich sogar schon einen Zeh in den Pool gehalten. Max tat, was er konnte, damit es mir hier gut ging. Er wich kaum von meiner Seite, eigentlich nur dann, wenn er am Nachmittag für zwei Stunden auf der Bühne stand. Diese neue, enge Zweisamkeit war ungewohnt für mich, und ich probierte sie an wie einen neuen Schuh, der hier und da noch drückte. Mir wurde klar, dass Alleinsein, also nicht kommunizieren und reagieren zu müssen, auch ein Luxus sein konnte – aber wahrscheinlich nur dann, wenn man die Wahl hatte.

»Susanne, Gitta kommt! Trink mal bitte noch schnell dein Glas aus.«

Bockig verzog ich mein Gesicht. Seit gestern hatte ich

quasi nur getrunken, ohne Unterlass hatte mir Max Wasser, Schorlen und Tees hingestellt, und als ich heute Mittag kapitulieren wollte, fing er an, mir Tütenkaltschalen mit Himbeergeschmack als Kaltgetränk zuzubereiten. Ich war beim Trinken schon immer nachlässig gewesen und vor allem an Arbeitstagen selten auf die empfohlenen anderthalb Liter gekommen. Jetzt hatte ich etwa viereinhalb intus und platzte fast.

»Naaaa, bist du bereit?«

Gitta stand vor mir, und genau wie ihr Mann Meinolf war sie mir bei unserer ersten Begegnung vor drei Tagen sofort sympathisch gewesen. Sie war dünn, fast drahtig, und trug offensichtlich immer sexy Sportleggins, ein Joggingtop und Turnschuhe.

»Gitta, du siehst immer so fit aus, das ist Wahnsinn!«

»Na, was soll ich denn auch machen. Gismo hält mich doch immer auf Trab!«

Gismo war ein kleiner, frecher Chihuahua, der vor Freude ohne Unterlass bellte, spitz und laut. Jetzt zog er wie eine wildgewordene Hummel an seiner Leine. Er hatte Apollo auf der Weide entdeckt.

»Giiiissmoooo!«, ermahnte Gitta.

Ihre Stimme war markant und durchdringend. Ich fühlte mich wohl, wenn ich sie hörte.

»Lass ihn mal rein, dann können die beiden einen Teil der Bremer Stadtmusikanten nachstellen!«, schlug ich spitzbübisch vor.

Gitta schüttelte ihre blondes, sorgfältig geföhntes kinnlanges Haar, das ihrer gesamten Erscheinung trotz Sporthosen einen eleganten Touch gab.

»Das machen wir, aber jetzt haben wir erst mal was anderes vor.«

»Ach, geht's schon los, ja?«

Mir rutschte das Herz in die Hose, obwohl ich schon den ganzen Tag wusste, was mir jetzt blühte.

»Ja, na klar. Es ist kurz vor acht, da kannst du dann gleich schön schlafen gehen. Max, achte bitte darauf, dass sie sich gleich hinlegt, woll!«

»Ja, wir gucken im Bett einen schönen Film.«

»Den wird sie nicht schaffen, aber je eher sie schläft, desto besser.«

»Dann hole ich mal die erste Spritze, woll?«, meldete ich mich zu Wort, mutiger, als ich mich fühlte.

Max verdrehte lachend die Augen, und ich freute mich über meine kleine Portion Galgenhumor. »Woll« hingen die Einheimischen hier an fast jedes Satzende. Ich empfand das als putzige Eigenart und hatte gemerkt, dass ich Max damit zur Weißglut treiben konnte, wenn ich als Sächsin versuchte, die Sauerländer Mundart nachzuplappern. Das klang bestimmt ziemlich schräg, aber Spaß musste sein. Besonders jetzt.

Zum ersten Mal riss ich den flachen, weißen Karton auf. Drinnen lag ein unglaublich dicker Beipackzettel, 30 schmale Spritzen, gefüllt mit einer durchsichtigen Flüssigkeit, und separat 30 Kanülen mit einer Verschlusskappe aus Plaste. Ich nahm eine Kanüle, eine Spritze und eins von den kleinen eingeschweißten Desinfektionspads, die mir die Apothekerin mit in die Kühltasche gepackt hatte. Ich ging wieder vor die Tür und reichte alles Gitta, schließlich war sie die Krankenschwester.

»Nein, nein, meine Liebe. Das machst du mal alles schön selbst.«

»Aber ich dachte, du machst mir das?«

»Das kommt gar nicht in die Tüte! Ich kann schon spritzen. Wenn du jetzt nicht damit anfängst, baust du nur Angst auf.«

»Ich hab ja schon welche.«

»Das brauchst du nicht. So hingesetzt, neben mich. Hast du die Packungsbeilage schon gelesen? Oder irgendeine andere Anleitung?«

Kleinlaut schüttelte ich den Kopf. Ich hatte mal wieder nichts von dem angeguckt, was Dr. R. mir mitgegeben hatte. Ich befürchtete, dass mich mein letztes bisschen Mut verlassen würde, wenn ich es tat.

»Das ist nicht gut. Das holst du bitte gleich nach, wenn ich weg bin. Bis du schläfst, liest du bitte. Und Max, du auch. Es wichtig zu wissen, was auf euch zukommen könnte, auch wenn vielleicht gar nichts davon eintritt. So, nun steck mal die Kanüle auf die Spritze, lass aber die Plastekappe drauf.« Resolut und dennoch liebevoll streichelte Gitta meinen Arm. »Das schaffst du schon!«

»Wo machen wir denn das jetzt?«

»Na hier!«

»Draußen?«

»Draußen ist genauso gut wie drinnen. Hier hast du Apollo und Gismo zur Unterstützung.«

Tatsächlich waren beide Tiere gerade ganz ruhig und guckten interessiert zu uns rüber, was sicher daran lag, dass wir plötzlich wie die Orgelpfeifen zu dritt auf der Bank saßen, Max, ich und Gitta.

»So, du kannst in den Bauch oder seitlich in die Oberschenkel spritzen. Bauch geht eigentlich am besten. Also: T-Shirt hoch, und dann suchst du dir die Stelle, in die du reinstechen willst. Nimm die zwischen Daumen und Zeigefinger, so dass du ein kleines Hautröllchen in der Hand hast.«

»Da muss ich mir erst noch mal die Hände waschen!«

Gitta lachte.

»Dann wasch dir eben noch mal die Hände. Du wirst

sehen, in ein paar Wochen machst du das alles im Vorbeigehen und an allen möglichen Orten.«

Ich drückte Gitta nun doch noch alles in die Hand und ging meine Finger schrubben. Als ich wieder rauskam, wedelte Gitta schon mit dem Desinfektionstuch.

»So, jetzt kurz und schmerzlos. Du desinfizierst erst großzügig eine Stelle, nimmst die Kappe von der Kanüle ab, drückst kurz einmal hinten drauf, bis vorne was rausspritzt, machst an der sauberen Stelle ein Hautröllchen und piekst dort rein.«

Ich atmete durch und legte los. Ich kniff mein Hautröllchen so fest zusammen, dass schon allein das weh tat. Die Kanüle war schmal, sehr spitz und etwa fünf Zentimeter lang. Sie saß auf meiner Haut, und ich traute mich einfach nicht, zuzustechen.

»Und nun ruck, rein damit! Du musst schon ein bisschen Druck geben!«

Ich hielt die Luft an und drückte. Mit einem kleinen Schmerz gab meine Haut nach und die Kanüle glitt rein.

»Prima! Jetzt hinten an dem Kolben ziehen. Wenn da Blut kommt, hast du ein Gefäß getroffen. Dann musst du dir eine andere Stelle suchen und natürlich auch eine neue Spritze nehmen. Das passiert aber eher selten.«

»Es kommt kein Blut!«

»Dann langsam hinten auf den Kolben drücken, bis die Spritze leer ist.«

Die erste Dosis Interferon floss in meinen Körper.

»Und jetzt ein neues Desinfektionspad nehmen ...«

»Hab ich nicht, hab ich nicht!«, rief ich panisch. Ich saß da, in meinem Bauch steckte eine Spritze, und ich wusste nicht, was ich nun machen sollte.

»Bleib mal ganz ruhig! Max, hol mal bitte noch so ein Ding!«

»Kühltasche, Kühltasche!«, brüllte ich fast.

Max rannte die drei Schritte bis zur Hütte und stürzte mit einer Handvoll Pads wieder raus.

»Eins reicht«, lachte Gitta. »Das legst du dir in Zukunft immer schon zurecht! So, langsam die Kanüle rausziehen, mit dem Pad nachreiben. Und fertig!«

Ich hatte es geschafft!

»Toll, Glöckchen! Das war doch gar nicht schlimm!«

Stolz strahlte ich die beiden an.

»Es ging. War okay!«

»Na siehst du. Und das wird immer besser, woll! Nimm jetzt bitte mal deine Schmerztablette, und am Mittwoch und Freitag komme ich für die nächsten Spritzen noch mal. Und für nächsten Montag hab ich dir mal einen Termin bei meiner Frau Doktor gemacht, das kann nicht schaden, wenn die mal mit auf dich guckt.«

Dankbar drückte ich Gitta an mich.

»Hinlegen!«, mahnte sie zum Abschied und zog den kleinen Gismo von der Weide fort. Das Hundchen hatte längst wieder angefangen, fröhlich zu bellen, und Apollo kehrte uns inzwischen den Hintern zu. Die Welt drehte sich weiter.

Mitten in der Nacht wachte ich zitternd und unter Schmerzen auf. Ich hatte Schüttelfrost, schwitzte, fror und meine Gelenke explodierten förmlich. Max war sofort wach, denn natürlich hatten wir die Besuchermatratze weder in der ersten Nacht noch jetzt aufgebaut, sondern quetschten uns zu zweit ins Singlebett.

»Glöckchen!«

»Mir tut alles so weh!«

Max fühlte meine Stirn.

»Du kochst!«

Er sprang auf und holte mir eine neue Schmerztablette mit einem großen Glas Wasser.

»Hier, nimm die mal. Und trinke bitte das ganze Glas aus!«

»Ich kann nicht schlucken, mein Hals ist ganz dick.«

»Versuch es bitte, so gut du kannst.«

Ich fühlte mich, als hätte ich die schlimmste Angina meines Lebens. Das konnte doch nicht von so einer kleinen Spritze kommen! Ich hatte Angst und fing an zu weinen.

»Ganz ruhig! Psssht...« Max wiegte mich wie ein Baby hin und her.

»Das haben wir doch gestern alles gelesen.«

Wir hatten eine Menge gelesen. In dem fetten Beipackzettel standen bei Nebenwirkungen neben starken grippeähnlichen Symptomen wie Fieber und Gliederschmerzen auch noch Depressionen, Verwirrtheit, Haarausfall, Gewichtsabnahme und zahlreiche andere Dinge, die ich gar nicht verstand, sogar »Suizid«, was mir, so kurz vor dem Einschlafen und mit der Spritze intus gleich doppelt gruselig vorkam. Außerdem warnte das Infoblatt, das Dr. R. mir mitgegeben hatte, vor einer schweren Müdigkeit, gegen die man als Patient angeblich nicht ankämpfen konnte. Das Blatt empfahl, ihr einfach nachzugeben und sich immer in unmittelbarer Nähe einer Ruhemöglichkeit aufzuhalten. Außerdem sollte man sich vorher noch schnell alles aufschreiben, was man zu vergessen befürchtete. Deshalb hatten die Ärzte also so komisch geguckt, als ich im Krankenhaus fragte, ob ich mit Interferon trotzdem arbeiten gehen könne! Wenn die Müdigkeitsattacken wirklich so schlimm werden würden, was blieb mir dann anderes übrig, als zu Hause zu bleiben? Ich konnte doch nicht mit 'nem Feldbett im Gepäck auf Drehs erscheinen! Oder mitten in einem Interview wegpennen!

»Versuch mal, wieder einzuschlafen, Glöckchen.«

»Ich kann nicht. Es tut alles so weh. Und die Müdigkeit übermannt mich noch nicht.«

»Du kleine theatrale Maus!«, schmunzelte Max, während er meinen Kopf streichelte. Aber das kriegte ich nur noch im Halbschlaf mit.

Am nächsten Morgen bekam ich einen fetten Blumenstrauß von Max, »weil ich so tapfer war«, und jede Menge Besuch. Meinolf und Gitta sahen unabhängig voneinander nach dem Rechten, eine Schauspielkollegin brachte ein kleines Körbchen mit Leckereien vorbei, sogar der Bühnenchef und seine Frau ließen sich blicken, und die amerikanische Tänzergruppe, die im Vorprogramm eine Musikshow machte, fragte durchs Fenster der kleinen Hütte »How do you feel?«, und ich sagte »Strange.« Und das stimmte auch. Ich fühlte mich seltsam. Mein ganzer Körper dröhnte, als würde er unter einer großen Kirchenglocke stehen, die vom letzten Gong noch nachvibrierte. Ich spürte jeden einzelnen Knochen, besonders die in den Fingern. Und trotzdem, ganz tief in mir, fand ich die ganze Sache auch irgendwie spannend. Mir gefiel es, von Menschen, die mich gar nicht kannten, bedauert zu werden, ich empfand Stolz, dass Max mich »tapfer« nannte, und in meine Angst vor den ganzen Nebenwirkungen mischte sich, wie damals, kurz nach der Diagnose vor wenigen Wochen, eine böse Sensationsgier. Das hier war schließlich eine einschneidende Sache, über Krebs und die Folgen wurden sogar Hollywoodfilme gedreht! Hoffentlich endeten Max und ich nicht so wie in »Love Story«, in der ein Paar allen Widerständen zum Trotz heiratet und das Mädchen kurze Zeit später an Krebs stirbt. Unser Widerstand war Toni, krank war ich auch, und als ich im Kopf den melancholischen Tönen der »Schicksalsmelodie« nachsann, setzte sich plötzlich ein halbnackter Indianer auf meine Bettkante. Jetzt gingen sie also los, die Halluzinationen!

»Na, Glöckchen, was sinnierst du? Kommst du klar, während ich spiele?«

»Ja, ich lieg hier einfach so rum.«

»Trink bitte viel. Ich hab dir noch eine große Tasse Kaltschale gemacht, die steht direkt neben dem Bett. Die ist bis zur Pause bitte leer.«

»Max?«

»Ja?«

»Ist das nicht gerade furchtbar anstrengend für dich? Der Job hier, und dann das mit mir noch?«

»Nee, ehrlich gesagt, gar nicht. Ich mache mir viel weniger Sorgen, seit ich dich bei mir habe.«

»Aber du kannst gar nicht die Zeit hier für dich genießen!«

»Das stimmt. Aber ich genieße dafür die Zeit mit dir!«

»Und dass ich eigentlich verheiratet bin? Du machst das alles für die Frau eines anderen.«

»Daran denke ich nicht.«

»Aber stört dich das denn gar nicht?«

»Wenn ich darüber nachdenken würde, dann würde es mich vielleicht stören. Aber ich werde dir nicht sagen, was du tun sollst. Darüber musst du dir selbst klar werden. Es bringt mir nämlich gar nichts, wenn du dich nur trennst, weil ich das so will. Du musst wissen, wie du leben willst. Und wenn die Antwort ›ohne Toni‹ heißen sollte, dann muss sie noch lange nicht ›mit Max‹ bedeuten. Ich kann dir nur sagen: Ich bin da für dich und zwar sehr gerne. Und das macht mir weder Mühe noch Umstände. Im Gegenteil!«

Dicke Tränen kullerten mein Gesicht entlang.

»Susanne, ich kann dir die Entscheidung nicht abnehmen. Du musst selber wissen, was du willst. Und du musst dann dafür auch geradestehen. Vor Toni. Wenn du so weitermachen willst, wie bisher – von mir aus ist das okay. Wenn es dich aber beschäftigt, und das tut es ja offensichtlich, weil du mir solche Fragen stellst, dann solltest du es vielleicht klären. Du hast nämlich gerade auch mit ganz anderen Sachen zu kämpfen, deren Ausgang wir noch nicht kennen. Dass ist mein Tipp! Und nun weine nicht, kleines Glöckchen!«

Er gab mir einen Kuss auf die Nase.

»Max?«

»Ja?«

»Was passiert, wenn ich durch das Zeug eine Glatze kriege?«

»In Köln gibt es einen super Perückenladen. Da fahren wir dann hin und suchen dir eine schöne aus. Du hast ja gerade eine günstige Frisur, nur für den Fall, dass das passiert. Bobfrisuren gehen doch gut als Perücke. Das merkt dann nicht mal jemand. Faaalls das überhaupt passiert. Ist es denn wahrscheinlich?«

»Na, es steht überall Haarausfall als häufige Nebenwirkung.«

»Das bedeutet ja noch lang nicht Glatze. Und selbst wenn, das wächst doch alles wieder! Da bist du dann eine echte Lady Gaga. Wie ich dich kenne, holst du dir doch gleich mehrere Perücken ... So, jetzt muss ich aber schnell zu meinem Pferd, das Stück geht gleich los! In der Pause kontrolliere ich dein Trinkverhalten!«

Ich blickte vom Bett aus in die sich sanft wiegenden Baumwipfel. Warmer Wind strich über meine Arme. Am Max' Seite schien alles so einfach und klar. Meine größten Ängste verwandelte er mit wenigen Worten in ein Abenteuer. Schade, dass er nicht mit Toni reden konnte. Ich seufzte, setzte mich leicht auf und griff zu der Riesentasse mit Himbeerkaltschale.

In den nächsten drei Wochen versuchte ich, mich in meiner neuen Routine zu üben. Am Spritzen war die größte Hürde die Selbstüberwindung. Die folgende Nacht und den Tag darauf konnte ich schlichtweg vergessen: Mehr als im Bett liegen und wimmern war nicht drin. Dann kam immer ein Tag, an dem es mir fast normal ging, von einer bleiernen Müdigkeit abgesehen. Trotzdem nutzten wir die guten Stunden, so gut es ging. Max ging mit mir Eis essen, auch in eine beeindruckende Tropfsteinhöhle, die lustigerweise »Atta« hieß und mich damit an das DDR-Scheuermittel erinnerte. Mit dem musste ich in der Schule mal alle Tische schrubben, weil meine Mathelehrerin mich erwischt hatte, wie ich gemeinsam mit meinem Schulschwarm mit dem Füller darauf rumschmierte.

Wir kauften streng riechenden Höhlen-Käse, fuhren mit einer kleinen Touristenbimmelbahn und machten eine Dampfertour auf dem Biggesee. Wann immer ich konnte, guckte ich mir Max auf der Bühne an. Das Karl-May-Stück konnte ich inzwischen mitsprechen. Von einsetzender Vergesslichkeit konnte also noch keine Rede sein. Und von Plänen, wieder zurück nach Leipzig zu fahren, auch nicht. Ich meldete mich regelmäßig bei René, Kristin und Oli, die alle froh waren, dass meine Affäre Früchte solcher Hilfsbereitschaft trug. Und K. S. beichtete ich regelmäßig, dass ich kaum autogenes Training übte.

»Das ist insofern nicht schlimm, wenn es Ihnen gut geht und sie nicht in Grübeleien verfallen.«

»Das verfalle ich, aber hauptsächlich wegen Toni. Und darüber muss ich ja nachgrübeln.«

»Ist er Ihnen denn mal hinterhergefahren?«

»Wie kommen Sie denn darauf?«

Die Idee, dass Toni hier plötzlich auftauchen würde, war mir noch gar nicht in den Sinn gekommen. Jetzt sah ich vor meinem geistigen Auge ein Wild-West-mäßiges Duell um mich aufflammen und fing an zu schwitzen.

»Naja, er weiß doch, wo Sie sind, oder?«

»Ja, das weiß er. Ich hab genau alles gesagt, falls was passiert.«

»Dann ist doch mein Gedanke gar nicht so abwegig, oder?«

»Stimmt eigentlich.«

Natürlich hatten Toni und ich mehrfach telefoniert, und er schien sich zu freuen, dass es mir relativ gut ging. Er fragte nie genau nach, was ich eigentlich machte, wie ich da wohnte und wer mit mir dort Zeit verbrachte, aber ich war ihm deswegen nicht böse. Im Gegenteil. Ich war frohf. Aber jetzt, wo S. es ansprach ...

»Ist das denn seltsam? Oder gut, dass er nicht herkommt?«

»Das müssen Sie für sich wissen, wie Sie es finden.«

»Das war also ein kleiner gemeiner Denkanstoß?«

S. lachte.

»Wir hören uns in drei Tagen wieder. Alles Gute!«

Die Freilicht-Saison bewegte sich auf das Bergfest zu. Ich kannte inzwischen jeden, und jeder kannte mich und meine Geschichte. Niemand wunderte sich, wenn ich plötzlich wortlos mit Max vom Pool, in dem ich inzwischen regelmäßig schwamm, um vorsichtig meine Muskeln wieder zu wecken, verschwand, und alle freuten sich, wenn ich mich ausnahmsweise mal schon am Tag nach der Spritze blicken ließ. Die Sauerländer waren direkt und herzlich, und der kleine Kosmos rund um das Festspiel-Gelände war eine Welt für sich.

Meistens begann der Tag mit einem ehrlichen, lauten Lachen von Meinolf, das von den Ställen zu Max' Hütte herüberschallte. Er und seine Frau Gitta waren so was wie meine Herbergseltern geworden, und jeden Sonntag saßen Max und ich in ihrem gemütlichem Haus zum Frühstück. »Kirchgang lassen wir heute mal ausfallen«, pflegte Meinolf dann spitzbübisch zu sagen, und Gitta schaufelte mir eine Extraportion Rührei auf den Teller. Da das Wochenende immer spritzfrei war, konnte ich diese Vormittage gut genießen. Wenn wir dann kurz vor zwölf in Meinolfs kleinem Flitzer den steilen Weg zurück zur Bühne düsten, ging es mir oft so gut wie in der ganzen Woche davor nicht. Satt und angefüllt mit Fröhlichkeit lachten wir mal wieder über Meinolfs trockenen Humor, als wir aus dem Auto stiegen und eines Sonntagmittags direkt einem anderen Kollegen in die Arme liefen. Er war mir schon des Öfteren aufgefallen. Trotz fortgeschrittenen Alters trug er ausschließlich hautenge Muskelshirts, und unter der stolz geschwellten Brust lenkte eine überdimensionale Schlangengürtelschnalle den Blick auf die unteren Gefilde. Ich kannte aus meinem Job genügend schräge Typen, aber über diesen musste ich schon ganz am Anfang meiner Zeit hier schmunzeln, als er zur Begrüßung meine grünen Augen lobte, die angeblich auch noch von goldenen Sprenkeln durchzogen waren. Meine Augen sind blau, und wenn sie von irgendwas durchzogen sind, dann von Grauschattierungen – und das sagte ich ihm damals auch gleich. Seitdem ließ er mich in Ruhe. Heute jedoch kam er direkt auf mich zu.

»Susanne, du brauchst Kraft. Ich sehe das! Das ganze Gift in deinem Körper!«

Ich wunderte mich, denn gerade heute empfand ich mich als besonders fit.

»Komm mal her! Ich hab da was für dich!«

Im selben Moment stand der Kollege schon vor mir und hielt seine Hand über meinen Kopf.

»Ich gebe dir jetzt meine ganze Kraft! Schließ die Augen!«

Ich wusste nicht, was ich machen sollte.

»Ach, willst du jetzt Hand auflegen?«, versuchte ich zu scherzen. Das konnte doch nicht sein Ernst sein, hier, direkt vor den Pferdeställen.

»Sei ganz ruhig. Spür meine Energie!«

Der Mann stand mit geschlossenen Augen vor mir und strengte sich offensichtlich an. Auf seiner Stirn bildeten sich Schweißtropfen, und er zitterte, als würde er mit seiner Hand ein schweres Gewicht stemmen. Dabei hielt er sie nur über meinen Kopf.

»Spürst du das?«

»Ähm...?«

»Spürst du die Wärme?«

»Äh, ja, mir wird tatsächlich ganz warm!«

Das stimmte sogar: Die Schamröte stieg mir heiß ins Gesicht! Die ganze Situation war mir so peinlich, dass ich am liebsten im Boden versunken wäre.

»Schön warm ist mir jetzt!«, sagte ich noch mal, damit der Spuk endlich aufhörte. Erschöpft ließ der Mann seinen Arm sinken.

»Jetzt habe ich dir alles gegeben. Und du hast das so dringend gebraucht!« Er wischte sich den Schweiß von der Stirn.

Noch bevor ich was sagen musste, packten mich Max und Meinolf an den Armen: »Du musst dich nun dringend hinlegen!«

»Ja, die ganze Energie muss nun erst mal verarbeitet werden!«

Ich merkte, dass Meinolf sich nur mit Mühe das Lachen verkniff.

»Das ist gut Jungs, dass ihr euch so kümmert. Sie soll sich jetzt hinlegen. Mit Kraftenergie ist nicht zu spaßen!«, sagte der Handaufleger.

Meinolf kicherte los.

»Baby«, sagte ich zu Max, »ich glaube, ich muss irgendwann auch mal wieder nach Hause!«

»Ich hab befürchtet, dass du das sagst!«

Und dann prusteten wir drei hysterisch los.

»Willst du wirklich fahren?«, fragte mich Max am Abend darauf. »Aber doch nicht wegen dem! Nimm das doch nicht ernst!«

»Doch nicht deswegen. Aber generell muss ich doch auch mal wieder zurück.«

»Dann bleib wenigstens noch eine Woche. Nächsten Donnerstag kommt meine Mama mit meiner kleinen Schwester. Ich wollte euch einander vorstellen.«

Mir wurde flau.

»Jetzt schon? Wo ich noch nicht mal offiziell getrennt bin. Was sollen die beiden denn von mir denken?«

»Meine Mutter denkt nur Gutes über dich, und meine Schwester ist elf, der müssen wir nun noch nicht alles so ganz genau erklären. Du bist eben eine Bekannte, die bei mir zu Besuch ist.«

»Ich weiß nicht ...«

»Das wird toll! Bitte! Ich würde mich freuen ... Und wenn du dich fühlst, gehen wir alle zusammen auf eine Party in ›Wolle's Oase‹!«

Ich wurde hellhörig. Wolle's Oase? Im Sauerland war

nicht viel los, das stimmte, aber seit wann ging man denn mit seiner Familie in Lokalitäten mit dem Titel »Oase«? Das waren doch Puffs, Swingerclubs oder Strip-Schuppen. Letzteres hätte ich gar nicht so schlimm gefunden, aber ich wusste einerseits, dass Max solchen Etablissements nichts abgewinnen konnte, und anderseits: Was machten wir dann mit seiner kleinen Schwester?

Max lachte mich an. »Ich kann an deinem Gesicht genau erkennen, was du denkst. Lass dich mal überraschen, was ›Wolle's Oase‹ ist!«

Es war ein Schrebergarten mitten im Wald. Über dem hölzernen Tor stand »Oase« und der Besitzer des kleines Stücks Land hieß Wolfgang, genannt Wolle. Er strahlte bis über beide Backen, und seine langen blonden Haare wehten im Wind.

»Willkommen! Dahinten wird gegrillt, kühle Getränke stehen in der Laube. Schön, dass ihr alle da seid!«

Ich setzte mich mit Max' Mama auf eine Gartenbank. Unser Kennenlernen am Nachmittag nach dem Spiel hätte nicht besser laufen können. Sie hatte mich einfach in den Arm genommen und gesagt: »Schön, Susanne, dass du da bist!«

Max' kleine Schwester war ein niedliches Mädchen mit langen, dunklen Zöpfen und wachen braunen Augen. Max und sie trennten 24 Jahre, und trotzdem waren die beiden wie ein eingeschworenes Duo. Nach einer Weile pirschte sich die Kleine beim Spazierengehen neben mich und fragte: »Was spielst du denn eigentlich in der Musikshow? Ich hab dich da gar nicht gesehen.«

»Ich bin gar nicht in der Musikshow.«

»Ach so, dann bist du in der Falkner-Show. Aber was machst du denn da?«

Mir wurde ungemütlich.

»Ich mache in gar keiner Show mit!«

»Achso. Dann hab ich da was verwechselt!«

Dann zwinkerte sie mich an und hüpfte wieder ein paar Schritte vor.

»Hast du deiner Schwester gesagt, dass ich hier arbeite?«, fragte ich Max leise.

»Quatsch, ich hab gar nichts erzählt!«

»Und warum fragt sie mich dann so was?«

Die Kleine drehte sich wieder zu uns beiden um und zwinkerte noch mal.

»Weil sie ein cleveres Kerlchen ist«, erwiderte Max gerührt.

»Und was machst du jetzt mit deinem Mann?«, fragte mich nun im Schrebergarten Max' Mama vorsichtig. »Ich meine, sich so frisch verheiratet zu entscheiden, das ist doch bestimmt nicht leicht? Ich hätte so jung wie du und dann noch so krank, sicher nicht gewusst, was ich machen soll.«

Erleichtert schaute ich sie an. Es ging schließlich auch um die Zukunft ihres Sohnes, und statt ihn anzupreisen hatte sie Verständnis für meinen Konflikt. Schräg vor uns spielte Max mit seiner Schwester Federball. Es dämmerte, die Sommerluft wurde schon merklich kühler. Es wurde Zeit.

»Ich habe mich schon entschieden.«

Am nächsten Tag fuhr ich zurück nach Leipzig und sagte Toni alles.

Ein Tag im Juni: Mit einem Rezept für Schmerztabletten in der Hand humpele ich in die benachbarte Apotheke. Schon auf dem Weg dahin lässt die Betäubung nach. Während die Apothekerin mein Medikament holt, setze ich mich vorsichtig auf den obligatorischen Stuhl, der eigentlich für Schwerkranke oder Gebrechliche reserviert ist. Oder fürs Blutdruckmessen. Aber ich kann mich keinen Augenblick länger auf den Beinen halten, denn mit jeder Sekunde reißt es schlimmer in meinem Oberschenkel. Ich hatte komplett vergessen, wie sich Wundschmerz anfühlt. Ich stöhne leise. So kann ich auf gar keinen Fall Auto fahren.

»Werden Sie von jemandem abgeholt?«

Die Apothekerin bringt mir die Tabletten und auch gleich noch ein Glas Wasser.

»Nehmen Sie gleich mal eine! Soll ich Ihnen ein Taxi rufen?«

»Ja danke, das wäre lieb!«

Niemand von den Kindern weiß von meinem Spontanabstecher in die Klinik, und ich will jetzt, so kurz vor dem Wochenende, niemanden beunruhigen. Also bin ich erst einmal auf mich allein gestellt, was mich nicht wirklich stört. In den vergangenen Jahren habe ich gemerkt, dass ich gerne mal meine Ruhe habe, das Alleinsein sogar regelrecht und regelmäßig brauche. Alles ist gut.

Die Tür geht auf, eine sehr freundlich aussehende, burschikose Frau kommt rein.

»Das Taxi ist da!«

Ich melde mich wie in der Schule und stemme mich aus dem Stuhl hoch. Sofort ist die Fahrerin bei mir.

»Ich hab direkt vor der Tür geparkt. Nur ein paar kleine Schritte.«

Dankbar lasse ich mich auf den Beifahrersitz fallen.

Während des Weges zu meinem gemütlichen Zuhause in der Stadtmitte quatschen wir nett über Gott und die Welt.

»Sie sind ja ein Sonnenschein!«, sagt die Fahrerin nach einer Weile. Die Fahrt gestaltet sich schleichend, es ist Rush Hour, und wir brauchen schon jetzt über eine halbe Stunde für die 15-Minuten-Strecke, aber die Themen gehen uns nicht aus.

»Ja, das höre ich öfter!«, antworte ich.

Ich bin gerne fröhlich. Ich hab ja auch allen Grund dazu: Ich bin noch da. Darf arbeiten. Lieben. Leben. Nur manchmal sinkt meine gute Stimmung in den Keller. Dann, wenn ich Angst habe und wenn sich Fernsehzuschauer über meine gute Laune beschweren. Manche stört mein Lachen, meine Unbeschwertheit. Wenn die wüssten, wie hart ich mir das alles erarbeitet habe.

Als wir nach einer dreiviertel Stunde endlich vor meinem Haus stehen, atme ich erleichtert aus.

»Nix wie hoch auf die Couch«, sage ich, während ich in der Handtasche nach meiner goldfarbenen Geldbörse und den Wohnungsschlüsseln krame.

Plötzlich durchzuckt es mich siedendheiß.

»Es tut mir leid, aber wir müssen den ganzen Weg noch mal zurückfahren. Ich habe meine Wohnungsschlüssel in meinem Auto liegen lassen.«

5. FALSCHER ORT, GENAU RICHTIG

Ich wachte aus dem Tiefschlaf auf. Es hatte an der Wohnungstür geklingelt, laut und durchdringend. Ich zog mir das Kissen über den Kopf und wickelte mich fest in meine Zudecke. Ich wollte nichts sehen und erst recht nichts hören. Ich wollte einfach nur schlafen. Es klingelte wieder. Erschöpft guckte ich auf mein Handydisplay. Gestern hatte ich gespritzt und spürte die Nebenwirkungen des Medikaments zunehmend. Die Gliederschmerzen ließen nun auch an den Tagen zwischen zwei Dosen kaum nach, ich war dauermüde und wurde immer schlapper. Es klingelte wieder, diesmal länger.

Mein Handy zeigte: 7.30 Uhr morgens. Herr Gott noch mal, das würde wohl kaum schon die Post sein! Ich ließ meinen Kopf zurück aufs Bett fallen und stöhnte. Auf dem Flur vor dem Schlafzimmer hörte ich Schritte, kurz darauf sagte Toni aufgebracht »Hallo!« ins Haustelefon. Seit meiner Rückkehr schlief er im Wohnzimmer. Komischerweise war die Stimmung zwischen uns nun kaum anders als vor meiner Fahrt. Wir hatten mal nicht gestritten, nur einen Abend lang still um unsere verlorengegangene Liebe geweint. *Meine* verlorengegangene Liebe, besser gesagt. Wie es in Toni aussah, wusste ich immer noch nicht. Ich seufzte wieder, als leise die Schlafzimmertür aufging.

»Da steht ein Taxifahrer vor der Tür!«

Na, was ging denn mich das an?

»Der soll woanders klingeln. Ich hab keins bestellt. Ich muss noch schlafen. Eine Frechheit, so zeitig überall zu klingeln!«

Ich wickelte mich noch fester in die Federn.

»Naja, der will dich in eine Rehaklinik nach Schmannewitz bringen ...«

»Waaas?«

Sofort war ich hellwach. Ich schrak hoch, mein Kopf dröhnte los.

»Wieso das denn? Ich hab doch noch gar keinen Bescheid gekriegt! Ich weiß doch von gar nichts. Und ist Schmannewitz überhaupt an der Ostsee?«

»Das weiß ich nicht. Aber der Typ steht mit einem Taxi unten und will dich mitnehmen ...«

»Das geht nicht!« Ich wurde panisch. »Toni, das geht nicht. Ich habe doch überhaupt nichts gepackt. Das muss ein Missverständnis sein! Kam denn Post von der Rentenversicherung oder von einer Rehaklinik, als ich weg war?«

»Nicht dass ich wüsste ...«

»Kam nichts oder weißt du nur von nichts?« Ich brüllte fast. »Und seit wann fährt man denn mit einem Taxi zu einer Kur? Toni, du musst das klären für mich. Geh hin und sag, das ist eine Verwechslung.«

Toni ging zurück zur Wohnungstür.

Das konnte doch nur ein Irrtum sein. Für eine Rehamaßnahme brauchte man doch Vorbereitung, da musste man doch wenigstens ein paar Tage im Vorfeld informiert werden. Ich atmete schwer.

»O bitte, lass mich nicht heute Koffer packen müssen«, flüsterte ich außer Atem. »Das schaffe ich einfach nicht.«

Die letzten Tage und Wochen hatten mich gefühlsmäßig komplett ausgelaugt. Das Glück an Max' Seite, das kummervolle Wiedersehen mit Toni und mittenrein immer wieder die Interferon-Spritzen – es war zu viel. Und jetzt das.

»Tut mir ja leid, aber der besteht darauf, dass alles seine Richtigkeit hat. Es handelt sich um deine beantragte Anschlussheilbehandlung. Der hat alle deine Daten. Und es soll nach Schmannewitz, in die Dahlener Heide gehen.«

»Dahlener Heide ist nicht Ostsee! Der soll weggehen!!«

Ich heulte hysterisch. Hätte ich nicht solche Schmerzen gehabt, wäre ich aufgestanden und hätte mit den Füßen getrampelt. Jetzt boxte ich wenigstens kraftlos in mein Kissen. Dazu hatte mir S. geraten, für den Fall, dass mir alles über den Kopf wachsen würden und ich ein Ventil bräuchte. Also genau jetzt.

»Ich geh mal schnell zu dem runter.«

Toni schwirrte ab.

Hektisch blickte ich mich in meinem Schlafzimmer um. Wie lange würde ich brauchen, um einen Kurkoffer zusammenzupacken? In meinem Zustand? Wahrscheinlich anderthalb Tage. Pro Socke eine Pause.

Außer Atem kam Toni zurück ins Schlafzimmer. Ich war froh, dass er mein Sprachrohr war.

»Also, er ist weg. Er hat mir eine Karte gegeben von der Rehaklinik. Am besten, du rufst da gleich mal an.«

Mit klopfendem Herzen wählte ich die Nummer. Es war kein Missverständnis. Meine Anschlussheilbehandlung war genehmigt und sollte heute angetreten werden. Und da die Gemeinde Dahlen nur 50 Minuten weg von Leipzig und trotzdem ein bisschen ab vom Schuss lag, wurde man mit dem Taxi abgeholt und hingebracht.

»Aber ich habe gar keine Post von Ihnen bekommen! Und ich sollte eigentlich an die Ostsee!«

»Ja, das ist wirklich merkwürdig mit dem Schreiben. Kann ich mir auch nicht erklären. Ostsee klappt leider nicht immer, im Spätsommer ist die natürlich besonders begehrt. Aber bei uns ist es auch schön. Jetzt ist eigentlich die schönste Zeit, im September.«

»Was machen wir denn nun?«

»Ihre AHB läuft ab heute. Da das alles so kompliziert gelaufen ist, machen Sie sich heute noch einen ruhigen Tag und wir lassen Sie dann morgen abholen, so gegen 8 Uhr!« Gütiger Himmel! Das würde sicher alles andere als ein ruhiger Tag werden.

»Muss ich denn irgendwas Spezielles mitbringen?«

»Nur das Übliche: Ihre privaten Sachen und für die Therapien Badezeug, Badeschlappen, einen Jogginganzug und Turnschuhe. Ganz wichtig: Bitte mit heller Sohle!«

Na prima, meine Sportschnürer hatten natürlich alle eine dunkle.

»Ach, und bitte alle ihre Befunde von allen behandelnden Ärzten.«

Auch das noch! Ich legte auf, straffte die Schultern und nahm zwei Schmerztabletten auf einmal. Noch bevor Toni bürofertig war, machte ich mich auf den kurzen Weg in die City. Ich raste, so gut ich konnte, durch die Geschäfte, kaufte schwarze Turnschuhe mit »ganz wichtig« weißer Sohle und einen pinkfarbenen Jogger, in dem ich ein bisschen aussah wie Paris Hilton. Style musste sein, auch in Schmannewitz. Schließlich saß ich völlig aufgelöst bei Dr. W. auf dem Stuhl.

»Na Mensch, das ging ja nun doch recht plötzlich mit der AHB! Ich hab hier auch keinerlei Benachrichtigung erhalten.«

»Ich finde das unmöglich!«, echauffierte ich mich.

»Frau Klehn, genießen Sie es lieber. Sie können ein paar Wochen nur Patient sein und die Seele baumeln lassen. Das tut Ihnen sicher gut dort. Um ehrlich zu sein, Sie sind ganz schön blass um die Nase. Das war nach der OP schon mal besser. Sie gefallen mir gar nicht so richtig.«

»Das Interferon haut mich ziemlich um.«

»Ja, das ist auch nicht so einfach. Ach Mensch, das tut mir alles so leid! Erholen Sie sich jetzt mal. Das wünsche ich Ihnen sehr!«

Als ich nach Hause kam und in den Briefkasten guckte, lag der Kurbescheid drin. Abgeschickt gestern.

Oben in der Wohnung steckte ich meine ganzen Befunde ordentlich in einen Hefter und packte meinen Koffer. Nach vier Stunden war ich damit fertig. Um mich herum drehte sich alles. Trotzdem schrieb ich noch schnell eine E-Mail an K.S. und sagte die folgenden Termine ab, telefonierte zum vierten Mal an diesem Tag mit Max und rief dann noch René an, der mich in den nächsten Tagen besuchen kommen wollte.

»Ich fahre zur Kur nach Schmannewitz! Und zwar schon morgen«, eröffnete ich das Gespräch und erwartete Entrüstung. Sowohl wegen der Lokalität als auch wegen des Tempos der Entwicklung.

»Oh, cool!«, rief René stattdessen begeistert. »Da kommen die Jacob Sisters her!«

»Na toll. Da hab ich ja was von. Wieso weißt du das überhaupt?«

»Na hör mal, so was weiß man doch! Die Jacob Sisters aus Schmannewitz! Da gibt es bestimmt ein Gedenkhaus und ganz viele Pudel! Und eine Blaskapelle am Sonntagnachmittag! Also, ich besuche dich dort! Wir machen es uns so richtig gemütlich und essen Kuchen!«

Ich ließ mich von der Begeisterung meines besten Freundes anstecken, obwohl ich ahnte, dass es feine Kurkonzerte in weißen Pavillons wirklich nur an der Ostsee gab.

»Du machst mir immer gute Laune. Aus deinem Mund klingt alles irgendwie schön!«

»Ach, hör auf. Du beschämst mich!« René lachte und freute sich. Wir legten auf.

An diesem Abend übergab ich mich das erste Mal, lange und bis nichts mehr in mir drin war. Und an diesem

Abend fing auch die Leere an, von meinem Bauch aus in meine Seele zu kriechen. Langsam, aber sicher.

Völlig erschöpft kam ich am nächsten Morgen mit dem Taxi in Schmannewitz an. Die Rehabilitationsklinik lag zwar nicht am Meer, sah aber wenigstens aus wie ein Strandhotel: weißgetünchte Fassaden, viel Glas, silberfarbene Balkongeländer vorne dran. Sie schmiegte sich malerisch an einen Waldrand. Drinnen stellte ich fest, dass ich eine der geschmackvollen Kliniken erwischt hatte. Die Böden der Lobby – anders konnte man die Vorhalle nicht nennen – glänzten cremefarben, überall standen gemütliche Sitzgruppen. Hier wurde man nicht eingewiesen, hier checkte man ein, an einer richtigen Rezeption. Das gab mir Vertrauen. Ich hatte in den vergangenen Jahren und vor allem in den letzten Wochen vor der Diagnose so oft an Tresen auf den Zimmerschlüssel gewartet, dass ich mich nun routiniert und sicher fühlte. Dass plötzlich eine Krankenschwester kam, um mir den Koffer abzunehmen, war allerdings so neu und fremd wie alles am Krebs.

»Schön, dass es doch noch so schnell geklappt hat!«, freute sich die Frau, die beherzt mein Übergepäck über einen mit dicken Teppichen ausgelegten Flur schleppte.

»Ja, das kam allerdings alles ein bisschen schnell für mich! Ich weiß gar nicht, was mich hier erwartet«, erwiderte ich sehr kleinlaut.

»Erst einmal ein wunderschönes Zimmer! Und danach gleich die Visite!«

Sie hatte mit beidem recht. Das Zimmer war riesig und konnte mit einem Vier-Sterne-Haus locker mithalten. Alles war in einem warmen Braun, Blau und Gelb gehalten, und am besten gefiel mir der Teppichboden, dessen Muster wie royale Wappen aussah. Es gab ein hübsches Bad, ein breites Bett und eine Art Chaiselongue, die direkt vor dem Flachbildfernseher stand. Vom Balkon aus blickte ich auf einen grünen Innenhof und roch gute Waldluft. Ich atmete tief ein – und mir wurde sofort schwindlig. Matt ging ich wieder rein, ließ meinen Körper auf den Stuhl am Schreibtisch fallen und den Kopf auf die Tischplatte. Noch nie im Leben hatte ich mich so müde, so erschlagen gefühlt.

Die Visite fand direkt im Zimmer statt. Mein Arzt war ein junger Typ, maximal Mitte 30, und sah mit seinem langen dunklen Zopf nicht nur mexikanisch aus, sein Name klang auch so. Ich konnte ihn kaum aussprechen. Die Befunde, die ich ihm geben wollte, hatte er alle schon selber da.

»Sie sind ja noch sehr jung für ein malignes Melanom.«

»Achtundzwanzig bin ich. Gerade erst geworden.«

»Ja, das ist eher ungewöhnlich. Die Risikogruppe ist eigentlich erst so um die 50 oder 60. Und der Tumor war ja auch nicht gerade klein.«

Ich dachte an K.S. und wie er mir erklärt hatte, dass auch solche Aussagen Ansichtssache waren und ein anderer Arzt mein Melanom vielleicht als »noch nicht ganz so groß« beschreiben würde. Und mir fiel ein, dass Dr. M. mir erzählt hatte, dass es eine Hautkrebs-Patientin an der Uniklinik gab, die unter 20 war. Alles relativ. Nur nicht ins Bockshorn jagen lassen!

»Sie sind seit einigen Wochen in Interferon-Therapie, wann haben Sie sich das letzte Mal gespritzt?«

»Ich muss heute wieder.«

»Nebenwirkungen?«

»Fieber. Gliederschmerzen. Kopfschmerzen. Alles stark. Gestern zum ersten Mal Erbrechen. Ich bin furchtbar müde und auch ziemlich niedergeschlagen.«

»Sie machen auch einen recht matten Eindruck. Also die Hauptsache ist, dass Sie sich hier erholen und unter dem

Interferon etwas stabilisieren. Ich schreibe Ihnen Massagen auf, Bäder, leichte Übungen für die Halswirbelsäule und die Schulterpartie, Ergotherapie zur Ablenkung, lockere Überwachung durch unsere Hauspsychologin. An unserem Freizeitprogramm dürfen Sie komplett teilnehmen, aber überfordern Sie sich nicht. In der Ruhe hier liegt für Sie die Kraft.«

Ich nickte dankbar.

»Sie haben ja wirklich viele Leberflecken! Da müssen Sie in Zukunft ein bisschen aufpassen!«

Während der Latino-Doktor meine Lunge abhörte, fragte ich mich, wie das gehen sollte: Aufpassen, bei einer Krankheit wie Krebs. Natürlich würde ich wie ein Luchs zu den vorgeschriebenen Kontrollen gehen, aber dabei wurde doch nur was entdeckt, das schon da war? Wie sollte man sich in Acht nehmen vor einer Gefahr, die man im Anflug gar nicht sehen konnte?

Ich saß im Klinikgarten auf einer Bank und guckte auf einen kleinen Teich voller Enten. Das Wetter war spätsommerlich und regelmäßig walkte eine Gruppe Mitpatienten an mir vorbei. Ihre Stöcke klackten rhythmisch auf dem Kiesboden. Unter ihnen fiel mir eine Frau auf, die mir auf dem ersten Blick sympathisch war. Ihr hübsches, offenes Gesicht war von brünetten Locken umrahmt. Ich schätzte sie auf Ende dreißig. Im Speisesaal saß sie ein paar Tische vor mir und war die Einzige, die mich beim ersten Mittagessen vor vier Tagen nicht wie ein Alien angestarrt hatte. Alle anderen an den mit weißem Leinen eingedeckten Tischen waren älter als ich. Viel älter. In den meisten Fällen: alt. Wer hier sein Essen einnahm, hatte ausnahmslos Krebs. In einem anderen Esszimmer, durch zwei Wände und einen Gang von uns getrennt, ging es etwas jünger zu, denn dort versammelte man Herzkreislauf-Leute und orthopädische

Fälle. Drüben mussten viele Schonkost einnehmen oder eine spezielle Diät halten. Bei uns brachen die Buffets morgens und abends fast ein, und auch mittags gab es Suppe, Hauptgericht und Nachtisch. Oder »Kompott«, wie hier manche sagten, auch wenn es ein Pudding war.

Als die Gruppe zum vierten Mal an mir vorbeistiefelte, winkte ich der sympathischen Frau zu. Sie strahlte mich an und winkte sofort zurück. Eine Viertelstunde später saß sie plötzlich neben mir.

»Ich will nicht stören, wollte einfach nur mal Hallo sagen und wie sehr ich mich über dein Winken gefreut habe. Ich bin die Heike. Ich bin kurz vor dir angekommen.«

Ihre Art war so ungezwungen, dass ich mich sofort entspannen konnte. Wir quatschten, bis sie zu ihrer nächsten Anwendung musste. Für mich stand heute nur eine Massage auf dem Plan.

»Ich muss mich dreimal die Woche selber mit einem Medikament spritzen. Mir geht es nicht so gut«, erklärte ich entschuldigend, als ob wir uns mit der Anzahl unserer Behandlungen messen müssten.

»Scheiß Chemo!«, sagte Heike sofort.

»Das heißt bei mir Interferon.«

»Ist doch egal. Ist alles große Scheiße!« Dann nahm sie mich einfach in den Arm.

Seitdem verbrachten wir jeden Tag miteinander. Dank Heike nahm ich an guten Tagen sogar am Freizeitprogramm der Klinik teil; wir besuchten eine echte Bockwindmühle und sahen beim Showschroten zu oder wanderten an der Seite des örtlichen Försters durch den Wald. Wir saßen stundenlang an einer kleinen Quelle im Kurpark, fanden das angebliche Geburtshaus der Jacob Sisters, und wenn es uns zu gut ging, liefen wir die wenigen hundert Meter zum idyllischen Dorfgasthof und kontrollierten durch die Scheiben, wer von den Kreislaufpatienten dort heimlich zufuttern ging. Hatten wir einen Patienten erspäht, winkten wir wie verrückt, bis er uns auch gesehen hatte und mitlachte. Da das Abendbrot meistens um sechs beendet wurde, waren wir auch an den erlebnisreichsten Tagen um spätestens 19 Uhr wieder auf den Zimmern.

Dass hier alles so klein, beschaulich und unaufgeregt war, tat mir gut. Ich hatte von Tag zu Tag mehr mit mir und meinem rebellierenden Körper zu tun, bekam nun außer dem Interferon auch noch neue Schmerzmittel, Schlaftabletten und ein Magen-Darmtherapeutikum. Ich hatte das Gefühl, dass von meinen eigentlichen Fähigkeiten kaum noch was übrig war. Von meinem Selbstbewusstsein ganz zu schweigen. Um mich irgendwie bei der Stange zu halten, war ich in jeder halbwegs wachen Minute Stammgast in der Ergotherapie. Voller Leidenschaft saß ich dann dort in meinem pinken Jogginganzug, flocht ein Korbtablett, goss Zinnfiguren oder arbeitete an Bildern. Ich kam gar nicht mehr auf die Idee, hier nicht her zu passen. Bis mich Julia und René eines Tages in Schmannewitz besuchten.

Meine Chefin scannte sofort die Lobby ab, deren Sessel wie jeden Tag voll belegt waren. Die meisten verbrachten hier die Pausen zwischen ihren Anwendungen.

»Also, hier guckt ja jeder jedem hinterher! Ach, meine Kleene!«, sagte sie voller Mitleid.

Und René riss wenig später, als ich zum ersten Mal selber in der außerhäusigen Gaststätte mit meinen Lieben zu Abend aß, ungläubig und auch ein bisschen entsetzt die großen Blauaugen auf. »Was machst du? Körbe flechten?«

»Naja, es ist ein Tablett. Das sieht dann sicher sehr stylish auf dem Tisch aus.«

»Aber, du kannst denen doch sagen, dass du das nicht

machen willst. Die können dich doch nicht zwingen. Körbe flechten! Wie Aschenputtel!«

Schüchtern sagte ich: »Ich mache das freiwillig. Das macht mir sogar Spaß.«

René griff wortlos nach meiner Hand. Dann schnitt er mir liebevoll den Toast »Kurschatten« klein.

Ich hatte immer weniger Appetit, kotzte immer öfter und nahm immer weiter ab. Um mein Gewicht wenigstens zu halten, hatten mir die Ärzte kleine Getränkepäckchen mit einer hochkalorischen Pampe verschrieben, die ich dreimal pro Tag austrinken sollte. Sie schmeckten künstlich nach Erdbeer, Vanille oder Schoko, und nach zehn Tagen konnte ich sie nicht mehr sehen.

An manchen Tagen schaffte ich es nicht mal zum Essen nach unten. Meistens klopfte es dann etwas später leise an meine Tür, und Heike brachte mir ein Tablett mit Tee und Weißbrot. Sie war meine Verbündete geworden und blieb auch dann geduldig, wenn ich sie heulend und bockig abwies. Inzwischen hatten wir uns mit ein paar anderen zu einer kleinen Clique zusammengefunden, ein bunter Haufen aus Männern und Frauen, Krebsen und Herzen, wie wir sagten. Alle nahmen respektvoll Rücksicht aufeinander, und wir passten uns bereitwillig an das jeweilige Tempo des Anderen an. Wir hatten alle unser Päckchen zu tragen, und mitten in der Truppe konnte ich wenigstens ein bisschen loslassen. Manchmal quälte ich mich sogar raus an Tagen, die ich lieber im Bett verbracht hätte, weil mir die Gesellschaft der anderen guttat: Effektiv lachte ich mit ihnen mindestens einmal – und das war definitiv einmal mehr als alleine auf dem Zimmer.

Eines Abends klopfte es aufgeregt an meine Tür. Heike stand mit hochrotem Kopf im Gang und hielt irgendwas in ein Handtuch gewickelt in der Hand. Kaum hatte ich die Tür weit genug auf, stürmte sie an mir vorbei.

»Mach zu, mach zu!«

Ich gehorchte.

»Ich hab was für uns! Was ganz Feines!«

Triumphierend faltete Heike das Handtuch auseinander. Drinnen versteckt war ein Piccolöchen Sekt.

»Den genehmigen wir uns und stoßen auf die Kur an!«

»Meinst du? Das traue ich mir gar nicht, zu den Spritzen.« Ich hatte seit dem Hoffnungs-Pfeffi tatsächlich keinen Tropfen Alkohol mehr getrunken. Ich fühlte mich wie ein Kind, das etwas Unartiges machen will.

»Meine Süße, dir geht es so mies. Meinst du, es kann noch schlimmer werden? Ich glaube es ja nicht. Wir nippen nur mal!«

In dem Moment, als wir den Schraubverschluss öffnete, hörten wir den Medikamentenwagen der Abendschwester draußen auf dem Flur.

»Mist!«

Sie durfte uns auf gar keinen Fall in Sektlaune erwischen! Wie wildgewordene Hummeln liefen wir flüsternd durch das Zimmer.

»Ich hab's!«

Ich öffnete den Zimmersafe in meinem Kleiderschrank, Heike schob das Fläschchen rein und knallte die Tür zu. Danach kriegten wir einen Lachkrampf.

In dieser Nacht schlief ich durch. Auf verbotenen Früchten ruhte man doch manchmal besonders fest.

»Gut siehst du aus! Mein Glöckchen!«

Ich war mir sicher, dass Max mir zuliebe schwindelte, denn ich fand mich überhaupt nicht mehr gutaussehend. Wir hatten uns einige Wochen nicht gesehen, nach dem

Ende der Festspielsaison war er sofort nach Moskau geflogen, um dort einen Kinofilm zu drehen. Aus einer Weltmetropole direkt nach Schmannewitz. Zu einem übermüdeten Wesen mit Untergewicht und Augenringen. Eine tolle Gefährtin gab ich ab.

»Nun guck nicht so pathetisch. Es ist doch schön hier!«

»Wirklich?«

»Klar!«

»Ich flechte hier ein Korbtablett. Ich glaube, René fand das ziemlich komisch.«

»Echt? Ich nicht. Das stellen wir dann auf den Küchentisch!«

Schmetterlinge regten sich in meinem Bauch, aus Freude, Verliebtheit und auch ein bisschen aus Angst. Wir beide hatten in letzter Zeit und auch mit tausenden Kilometern Entfernung zwischen uns oft davon gesprochen, dass wir in naher Zukunft vielleicht zusammenziehen könnten. Dieser Mann jeden Tag. Paradies.

Doch konnte das wirklich gut gehen? Schließlich hatten wir bisher kaum einen normalen Alltag miteinander erlebt, das allein wird für manche Paare schon zur Schwierigkeit. In unserer Rechnung kam mein Krebs noch dazu. »Du würdest dann aber mit einer kranken Frau zusammen wohnen!«, gab ich zu bedenken.

Max lachte, küsste mich und gab mir zärtlich einen Nasenstüber.

»Du bist so eine theatrale kleine Maus! Pathos pur! Das ist mir doch egal. Ich will doch mit DIR zusammensein. Und was du mitbringst, kommt alles mit. Egal was!«

Ich freute mich über seine liebevollen Worte, musste aber trotzdem sofort auch an den Umzug denken. Aus der Luxusbutze würde ich schon irgendwie rauskommen, Toni und ich hatten uns schnell dafür entschieden, dass keiner von uns in dem oberteuren Ding bleiben würde, sondern wir die 120 Quadratmeter geplatzte Hoffnung vermieten würden. Toni kümmerte sich schon mit Feuereifer darum. Was mir Angst machte, war der Umzug an sich. Wie sollte ich es körperlich nur schaffen, mein ganzes Gerödel zusammenzupacken? Ich stöhnte in banger Erwartung auf.

»Nun mach dir nicht solche schweren Gedanken, Susanne. Wenn es so weit ist, kriegen wir alles hin. Du bist nicht alleine. Ich bin da, du hast tolle Freunde, wir helfen dir alle.«

»Und was ist, wenn wir uns dann nur streiten? Ich meine, du ziehst extra aus Berlin nach Leipzig, ohne dass wir das alles nur halbwegs einmal durchproben konnten!«

Max hatte von Anfang an klargemacht, dass er für mich nach Leipzig kommen würde, da er als Schauspieler von überall aus arbeiten konnte und ich doch so ziemlich an den MDR gebunden war. Wenn ich mal irgendwann wieder arbeiten gehen konnte! Das machte mir gleich ein doppeltes schlechtes Gewissen; ich liebte meine Heimatstadt, aber sie war definitiv eine große Nummer kleiner als Berlin. Und dann – wieder – ich: so krank.

»Nun mach dir nicht so einen Kopf. Wenn es nicht klappt, ziehen wir eben wieder auseinander. Da wären wir auch nicht die Ersten, denen das passiert. Man weiß sowieso erst, wie es ist, wenn man es macht. Und bei uns mache ich mir da gar keine bösen Gedanken.«

Dabei grinste er mich so frech an, dass ich mich ein bisschen entspannte. An Max' Seite wurde meine momentan so dunkle Welt regelmäßig heller. Ich hatte schon großes Glück, zumindest mit diesem tollen Kerl.

»Ich muss dir mal dringend was zeigen. Guck mal!«, kündigte ich an und holte ein kleines blaues Heft von meinem Schreibtisch. Es war eine Broschüre von der Deutschen Krebshilfe, genauso eine, wie sie mir der Typ in der

Tumorberatung mitgegeben hatte, nur diesmal stand vorne drauf »FATIGUE«.

»Die habe ich von meiner Psychologin«, sagte ich stolz.

Vor einer Woche hatte ich absolut verzweifelt in ihrem Behandlungszimmer gesessen, nachdem ich einen kompletten Sonntag verschlafen hatte und mich am Montagmorgen trotzdem so fühlte, als hätte ich drei Nächte durchgemacht. Mein Körper war so bleischwer, dass ich kaum einen Fuß vor den anderen setzen konnte, und zwischen die Augenlider hätte ich mir am liebsten Streichhölzer geklemmt, und zwar gleich zwei pro Auge. Das hatte ich mal in einem Garfield-Comic gesehen und musste nun immer daran denken.

»Ich kann doch nicht so müde sein. Ich bin nur noch am Schlafen, und nachts schlafe ich dank der Schlaftabletten ja auch an den Spritz-Tagen durch. Und trotzdem bin ich so müde, so schlapp, so kraftlos, so matt. Als wäre gar kein Leben mehr in mir. Liegt das denn nur am Interferon? Das ist ja schrecklich! Viel schlimmer als das Übergeben!«

Die Psychologin schaute mich ernst an: »Frau Klehn, haben Sie denn noch gar nichts von Fatigue gehört?«

»Noch nie. Was soll denn das sein?« Fatigue – das klang für mich wie »Vertigo« und das wiederum war ein spannender Film von Hitchcock, in dem James Stewart von schlimmster Höhenangst geplagt wurde.

»Schwindlig ist mir aber nicht so oft«, sagte ich deshalb.

Die Psychologin lachte. »Ich weiß ja nicht, was Sie für Assoziationen haben, aber mit Schwindel hat das nichts zu tun. Fatigue ist chronische Müdigkeit bei Krebs!«

»Das heißt, das ist normal? Das gehört zu meiner Erkrankung?«

»Ja. Das haben viele Patienten. Und bei Ihnen wird es durch das Interferon noch verstärkt. So gesehen ist es ganz normal. Leider. Ich gebe Ihnen hier mal eine Broschüre mit.«

»Gott sei Dank!«, sagte ich und meinte das auch so. Endlich hatte ich einen Namen für diesen untragbaren Zustand und mehr noch: Er schien nichts Besonderes zu sein. Es lag nicht an mir. Und das kriegte ich nun auch noch schwarz auf weiß. Ich fing schon auf dem Weg zurück in mein Zimmer an, in dem blauen Ratgeber zu lesen, und bei jedem Absatz hätte ich am liebsten laut »Ja, hier! Ich!« geschrien, so erkannt kam ich mir vor. Offensichtlich zog nahezu jede Tumorerkrankung eine unnatürliche Erschöpfung mit und nach sich, die sich durch Schlafen und Ausruhen nicht beheben ließ. Und weil im Heft stand, dass man seine engsten Angehörigen über Fatigue aufklären sollte, musste Max das auch lesen.

»Das mache ich gerne! Aber du musst dich mir nicht erklären. Ich weiß ein bisschen Bescheid, was mit dir ist!«

»Echt, das hier auch?«

»Das hier nicht. Aber um ehrlich zu sein, hänge ich seit deiner schlimmen SMS im Internet und informiere mich.«

»Ich habe Krebs« war die schlimme SMS. Ich schämte mich. So was würde ich nie wieder machen.

»Ich lese es gerne durch, aber später. Du musst dir jetzt ein Jäckchen anziehen. Komm mal mit!«

Vor der Rehaklinik stand eine kleine Kutsche mit zwei Pferden und einem gemütlichen Kutscher auf dem Bock.

»Der fährt uns zwei Stunden durch die Dahlener Heide! Ist dir das schön?«

Ich nickte stumm. Mir kamen die Tränen, zum ersten Mal seit langem nicht aus Verzweiflung.

»Max will mit mir zusammenziehen!«

»Was mich viel mehr interessiert ist: Was willst *du* denn?«

Ich saß mit meiner Freundin Kristin auf einer Bank im Wald. Weil Schmannewitz relativ nah an Leipzig lag, konnten meine besten Freunde unkompliziert und spontan immer dann kommen, wenn ich die Kraft dafür hatte. Und sie taten es auch. Mittlerweile wusste ich sehr zu schätzen, dass es Menschen gab, die meinen dauerhaft miesen Zustand nicht nur mittrugen, sondern auch verstanden. Das war nicht selbstverständlich: An dem hektischen Tag vor Start der Reha traf ich im Schuhgeschäft eine Kollegin, mit der ich bis dahin immer sehr dicke war. Zu meiner Geburtstagsparty war sie noch gekommen. Nun blieb sie kurz stehen. Ich spürte sofort, dass sie es nur aus Höflichkeit tat.

»Na, wie geht's so?«, fragte sie.

»Um ehrlich zu sein, ziemlich schlecht.«

»Naja, da musste durch. Wird schon wieder!« Als ob ich nur gegen eine Erkältung kämpfte. Wir verabschiedeten uns, beide froh, der unangenehmen Situation schnell zu entkommen. Vielleicht war dieser schroffe Umgang gut gemeint. Kein Mitleid, damit ich mich nicht noch schlechter fühlte. Vielleicht würde ich es nicht besser können, andersrum. Umso erleichterter war ich, dass ich Leute um mich hatte, die den richtigen Ton fanden. Wie Kristin, die mich jetzt mit ruhigen Augen abwartend anblickte: »Was sagen Herz und Bauch zum gemeinsamen Wohnen?«

»Na, ich will es auch. Wir haben uns zusammen dazu entschlossen. Ich betone nur so, dass Max es will, weil ich mir überhaupt nicht vorstellen kann, dass das jemand freiwillig macht. Sich so ein Krankenpäckchen auf den Bauch zu binden.«

»Geh doch einfach einmal davon aus, dass dieser Mann dich liebt. Ohne wenn und aber. Da macht man so was. Da ist einem alles scheinbar Negative egal. Und DU bist ja nicht negativ. Deine Krankheit ist es vielleicht, aber gegen die kämpfst du ja mit deiner ganzen Kraft.«

»Findest du?«

»Ja, finde ich.«

»Also soll ich das machen? Zusammenziehen? Ich hatte immer das Gefühl, dass du der ganzen Sache mit Max nicht traust.«

»Damals wusste ich auch noch nicht, wie ernst er es mit meiner Frau Klehn meint. Jetzt ist alles anders. Und als deine Trauzeugin sage ich, so leid es mir für Toni auch tut und so sehr mich euer Tempo auch beeindruckt: Mach es! Mach jetzt alles, was dir gut tut.«

Ein paar Tage später saß ich hinten in einem Wassertreter und wurde von zweien meiner Kurfreunde über einen kleinen See unweit der Rehaklinik geschippert. Es war Anfang Oktober und goldiges Sonnenwetter. Alle hatten T-Shirts an, nur ich bedeckte mich von oben bis unten und hatte trotzdem noch zusätzlich Lichtschutzfaktor 50 draufgeschmiert. Mittlerweile mied ich die Sonne wie der Teufel das Weihwasser. Mir fiel eine Situation bei K.S. ein, kurz nachdem ich aus dem Sauerland zurückgekehrt war. Draußen brütete gleißend die Sommerhitze vor sich hin, und er fragte: »Wie geht es Ihnen denn, bei diesem Wetter?« Und ich sagte, wie aus der Pistole geschossen: »Super! So schöner Sonnenschein! Das tut mir gut!«

Ich merkte damals, dass es in S.'s Gesicht kurz zuckte, aber er sagte nichts.

Nun war mir klar, worauf er hinauswollte, und ich hatte plötzlich Angst, dass ich durch Sonne noch mehr Hautkrebs bekam. Keine zehn Pferde würden mich zukünftig an einen Brutzelstrand, geschweige denn in ein Solarium kriegen. Regelmäßig suchte ich mich jetzt nach neuen Leberflecken ab und bildete mir ständig ein, dass schon vorhandene sich veränderten. Oft genug erwischte mich einer meiner Kurfreunde dabei, wie ich in einen Punkt auf meinem Unterarm fast hineinkroch. Dann strich mir derjenige sanft über die Haut und sagte »Komm, lass!« dazu. Wahrscheinlich steckte sie in uns allen, die Angst vor unserem eigenen Körper.

Meine Rehamaßnahme wurde verlängert. Zehn Tage vor mir fuhr Heike ab.

»Abschlussvisite war super! Unser Latino-Arzt hat gesagt, ich soll noch drei Monate zu Hause bleiben und kann dann ganz normal wieder arbeiten gehen.«

»Drei Monate? So lange?«

Ich war geschockt. Klar, ich fühlte mich furchtbar, aber dennoch rechnete ich immer noch damit, dass ich bald wieder zur Arbeit durfte.

»Wir warten hier alle auf dich«, sagte Julia regelmäßig am Telefon. Und ich vermisste meine Leute, meinen normalen Tagesablauf mit Sitzung, Kantinengang und Feierabend-Drink ganz fürchterlich. Heike dagegen freute sich auf ihre Auszeit zu Hause. Sie lebte aber auch nicht in Trennung, so wie ich.

An unserem letzten Abend saßen wir in meinem Zimmer und holten den Sekt aus dem Zimmersafe. Ich heulte fürchterlich. Heike würde mir schrecklich fehlen. Auch Heike kamen die Tränen. Wir umarmten uns lange.

Als sie viel später schon auf dem Weg zur Tür war, drehte sie sich noch einmal um.

»Weißt du, was ich an dir echt beeindruckend finde? Du kannst dich super an alle möglichen Umgebungen und Leute anpassen. Ich hab das die ganzen Wochen beobachtet. Du findest irgendwie den richtigen Ton und den richtigen Umgang.«

Ich dachte lange über Heikes Worte nach. Was genau meinte sie damit? Einfühlungsvermögen oder Anpassungsfähigkeit? Und war das überhaupt gut, vor allem Letzteres? Wenn ich mich gut anpassen konnte, hieß das vielleicht sogar, dass ich gar nicht wusste, wer ICH war? Was ich wollte? Fragen über Fragen.

Am Tag meiner Entlassung bekam ich ein halbes Jahr – mindestens. So lange sollte ich dem Arzt zufolge noch zu Hause bleiben.

»Sechs Monate?«

Ich war entsetzt. Seit Heikes Abreise war ich überzeugt, dass uns allen die gleiche Krankschreibung blühte.

»In ihrem Zustand können Sie auf keinen Fall arbeiten gehen. Die Nebenwirkungen des Interferons sind viel zu stark. Sie sind überhaupt nicht stabil. In einem halben Jahr können Ihre Ärzte dann noch einmal entscheiden. Ich rate Ihnen, sich ganz auf Ihre Therapie zu konzentrieren.«

»Heißt das, ich kann mit Interferon vielleicht gar nicht wieder arbeiten gehen?«

Der Doktor sagte nichts und guckte genauso, wie vor ein paar Wochen meine Ärzte im Krankenhaus.

Am nächsten Tag saß ich im Taxi nach Leipzig. Die Wiesen am Straßenrand waren mit Raureif bedeckt. Ganz plötzlich war es Herbst geworden. Vor mir lag ein Winter ohne Arbeit. Und ich wusste, dass schon vor dem Ablauf der sechs Monate alles anders sein würde. Toni hatte einen Mieter für unsere Wohnung gefunden. Und der wollte Silvester einziehen.

6. ES KOMMT EIN NEUER MORGEN

»Also, hier hätten wir das Bad mit Wanne und separater Dusche. Schlafzimmer oder Kinderzimmer, Wohnzimmer und offene Küche. Hier gibt es aber Schiebetüren, damit könnte man beides auch abtrennen.«

Die Maklerin verschwand hinter beweglichen Milchglaswänden.

»Und hier hätten wir auch noch einen Hauswirtschaftsraum für Waschmaschine, Trockner und was man sonst noch so braucht!«

Es war perfekt.

Vom ersten Moment an war ich in diese Wohnung verliebt. Sie war lichtdurchflutet, obwohl draußen längst graues Novemberwetter herrschte. Von der großen Fensterfront nach vorn raus guckte man ins Grüne, hinten erstreckte sich ein ruhiger Hof, dann ein riesiger Park, dann die Leipziger Innenstadt. Und: Die Miete war bei Weitem nicht so hoch wie die Tilgungsrate unserer Eigentumswohnung. Das war immens wichtig, denn ab sofort wollte ich zuverlässig und vor allem selber für meinen Lebensunterhalt aufkommen. Längst bekam ich mein Krankengeld nicht mehr vom MDR, sondern von der Krankenkasse, und das war deutlich weniger netto auf dem Konto als bei vier Wochen Doppelschicht im Monat. Und diese Kohle hatte ich schließlich auch immer mühelos ausgegeben. »Keine großen Sprünge« war deshalb zu meinem neuen Motto geworden. Das Leben hielt zu viele Fallstricke bereit – nicht selten erinnerte ich mich an jene Tage zurück, an denen ich das noch nicht wusste.

»Die Wohnung ist sehr schön!«, hörte ich leise an meinem Ohr. Max holte mich mit seiner konspirativen Flüsterei aus meinen Gedanken in die Realität zurück.

»Ja, finde ich auch!«, wisperte ich genauso verschwörerisch zurück.

»Wann könnten wir denn einziehen?«, eröffnete Max daraufhin die offizielle Verhandlung.

»Ab dem 15. Dezember. Die Wohnung ist ja Erstbezug, es gibt noch ein paar kleine Restarbeiten zu erledigen. Es sind auch nur noch zwei Wohnungen im Haus frei. Sind Sie denn interessiert?«

Wie aus einem Mund sagten wir beide: »Ja!«

»Dann gebe ich Ihnen hier die Selbstauskunft, die Sie bitte ausfüllen. Was machen Sie beide denn beruflich?«

»Ich bin freiberuflich und meine Freundin ist festfrei beim MDR.«

Mein Herz fing an zu klopfen.

»Ich bekomme aber gerade Krankengeld.« Ich fühlte mich verpflichtet, das sofort zu sagen.

»Schon länger?«

»Eine Weile ...«

»Ist es was Langfristiges?«

»Ich befürchte, ja.«

Die Maklerin guckte so, wie ich mich gerade fühlte. Süß-sauer.

So schnell konnte sich das Blatt wenden: Vor weniger als drei Jahren hatte man Toni und mir die teuersten Wohnungen und Häuser hinterhergeschmissen. Wir waren beide Gutverdiener und kinderlos. Yuppies. Ein gefundenes Fressen für Makler, Baufirmen und Banken.

Jetzt waren wir ein Freiberufler und eine Krankengeldbezieherin. Und damit offenbar etwas, wo man erst mal überlegte, ob man sich das ins Haus holte. Aber vielleicht deutete ich die Miene der Maklerin auch gänzlich falsch? Viel zu oft fühlte ich mich in letzter Zeit angegriffen, obwohl in Wirklichkeit rein gar nichts gegen mich gerichtet war.

»Was machen Sie denn, wenn Sie freiberuflich sind?«, wandte sich die Maklerin an Max.

»Ich bin Schauspieler.«

Jetzt dachte die Frau bestimmt: »Auch das noch!«

Stattdessen hellte sich ihr Gesicht plötzlich auf. »Ich wusste, dass ich Sie kenne! Ich gucke nämlich gern romantische Serien im TV!«, zwinkerte sie jungmädchenhaft.

Max hatte bis vor Kurzem eine Rolle in einer Telenovela gespielt, die sehr erfolgreich war. Jetzt war die Story auserzählt, aber der Job zahlte sich offensichtlich aus. Die Maklerin strahlte. Und Max schaltete sofort.

»Da freue ich mich aber. Und meine Liebste ist Reporterin beim MDR, aber durch einen schweren Schicksalsschlag muss sie erst mal aussetzen. Vorübergehend.«

Ich versuchte ein Lächeln. Die Wohnungsfrau kniff die Augen zusammen. »Waren Ihre Haare mal blonder und kürzer?«

»Ja.« Ich hatte mir die Haare inzwischen dunkelblond färben und wachsen lassen. Das sah natürlicher aus. Und nicht mehr so auffällig wie »früher«.

»Haben Sie mal Jeanshosen selber gebleicht bei ›Café Trend‹?«

»Ja, ja! Das war ich!«, antwortete ich begeistert. Als sogenannte Trendspürnase hatte ich oft Do-it-yourself-Beiträge gedreht. Das hatte mir immer viel Spaß gemacht. Ich merkte mal wieder, wie sehr mir meine Arbeit fehlte.

»Dann kenne ich Sie auch. Ach Gott! Darf ich Sie fragen, was mit Ihnen ist?«

»Naja, ich hab Krebs.«

»Ach Gott!«, sagte sie noch mal.

»Aber ich habe das feste Versprechen von meiner Arbeit, dass ich sofort wieder anfangen kann, sobald ich gesund bin.«

»Das wird schon wieder. Ganz bestimmt! Wissen Sie was, schreiben Sie das mal so auf die Selbstauskunft. Ich spreche nachher gleich mit meiner Chefin, wenn Sie die Wohnung also wirklich wollen ...«

»Wir haben noch drei andere Besichtigungen, aber wir würden uns am Nachmittag bei Ihnen melden, egal, wie es ausgeht«, sagte Max, und ich war froh, dass er alles Geschäftliche in die Hand nahm.

»Gut, dann hören wir uns. Und Ihnen drücke ich ganz fest die Daumen!«, fügte die Dame ehrlich gemeint in meine Richtung hinzu.

Die anderen drei Wohnungen waren alle schön, aber wir waren uns sicher, dass es, egal wie viele wir noch besichtigen würden, keine bessere als die erste geben würde. Um kurz vor vier riefen wir die Maklerin an, mitten auf der Straße, direkt vor der Haustür zur letzten möglichen Wohnung. Ich drückte in meinen Manteltaschen fest die Daumen. Ich hatte Angst, dass das gute Stück inzwischen weg war. Oder die Chefin nicht ganz so sozial war wie ihre Mitarbeiterin.

»Ich stell Sie mal auf laut«, sagte Max ins Telefon.

Und dann hörte ich die Maklerin: »Es geht alles klar. Sie können, wenn Sie wollen, jetzt schon den Mietvertrag unterschreiben!«

Mir traten die Tränen in die Augen. Das war so großartig! Max hob mich hoch und küsste mich fest auf den Mund.

»Unsere erste gemeinsame Wohnung! So eine schöne noch dazu!«

Und so eine schnelle, dachte ich. So fix hatte ich mich noch nie für etwas entschieden. Sonst überlegte ich immer ewig rum, wägte ab und hatte bei Entscheidungen trotzdem immer wieder das Gefühl, etwas Besseres zu verpassen. Diesmal war ich ganz ruhig. Es fühlte sich richtig an. Und wieder einmal stellte es sich als Vorteil heraus, dass sowohl Max als auch ich einen Job in der Öffentlichkeit hatten. Gerecht war das eigentlich nicht.

»So Frau Klehn, ich habe sämtliche Umzugsunternehmen angeschrieben und um Kostenvoranschläge gebeten. Die besten vier Angebote siehst du hier in dieser Liste. Die können auch alle an deinem Wunschtag. Du müsstest nur noch die anrufen, für die du dich entschieden hast!«

Gerührt guckte ich Kristin an, die ihre wilden Locken zu einem Dutt gesteckt und mit einem Bleistift durchspießt hatte. Zufrieden guckte sie zurück.

»Diese ganze Arbeit, nur für mich! Danke, echt!«

»Das hab ich gerne gemacht. Das war gar nicht schlimm, und es macht mir doch auch Spaß! Wir können ja auch schon einen Plan machen, in welcher Reihenfolge wir dein Zeug einpacken, damit du bis zum Schluss trotzdem noch alles hast, was du brauchst. Hast du mit Toni schon über die Aufteilung eures Hausrats gesprochen?«

»Ja, und das war total entspannt. Kein Streit, kein böses Blut, gar nichts.«

Die Wahrheit war, dass ich mich mit Toni seit der Trennung Stück für Stück besser verstand als in den furchtbaren Wochen davor. Er lebte nach wie vor sein Leben, machte Party und war sogar zwei Wochen lang ohne mich verreist, aber ich nahm es ihm nicht mehr übel. Vielmehr war ich froh, dass ich damit auch mein neues Leben vorantreiben konnte. Einen Weg zurück, den gab es nicht mehr.

»Wenn ich Max jetzt gehen lasse, werde ich es für den Rest meines Lebens bereuen. Ich würde mich dann immer fragen, wie es mit ihm gewesen wäre, ich würde mich verzehren und alles andere an ihm messen.«

Das sagte ich Kristin, und so ähnlich hatte ich es auch Toni gesagt.

»Das ist doch gut. Du hast dich entschieden. Max denkt wie du, was Besseres gibt es doch gar nicht. Du hast jedes Recht, das so zu machen!«

»Wirklich? Muss ich kein schlechtes Gewissen haben?«

Diesen Dialog hatten Kristin und ich schon Dutzende Male geführt.

»Nein! Und jetzt Schluss, Frau Klehn! Und nun such dir bitte eine Firma raus, damit wir die endlich anrufen können.«

Ich zog Kristin in meine Arme und drückte sie ganz fest an mich.

Die Tage des Packens zogen wie im Nebel an mir vorüber. Ich ließ dabei von früh bis spät den Fernseher laufen. Mein Gehirn war abgestellt, als ich unser Eheleben durch zwei teilte. Nur nicht nachdenken. Nicht zurückblicken. Ich arbeitete fast manisch, weil ich jeden Moment mit einer erneuten Interferon-Schwäche-Attacke rechnen musste. Und trotz aller Hilfsangebote der anderen Kinder wollte ich alleine packen. Ich hätte es nicht ertragen, wenn irgendjemand und auch nur aus gutem Willen heraus einen Witz gemacht hätte, über Toni, über einen Einrichtungsgegenstand, über eine Erinnerung. Ich hatte unser gemeinsames Leben zerbrochen, und die Scherben gehörten nun mir.

Nach scheinbar endlosen Stunden war alles besenrein und mein Hab und Gut in vierzig Kartons verpackt. Allein fünfzehn davon waren nur Klamotten. Am nächsten Morgen klingelte um acht die Umzugsfirma. Ich hatte die ganze Nacht über dem Klo verbracht. Glücklicherweise waren die Leute über meine Krankheit informiert, und ich musste mich um nichts kümmern. Still trugen sie meinen Hausrat in den Laster, als Letztes nahmen sie meinen riesigen Fernseher von der Wand über dem Kamin, den wir extra hatten isolieren lassen, damit das Gerät dort nicht abfackelte. Wir hatten in der Bude damals an einfach alles gedacht. Nur, dass es ein Uns irgendwann nicht mehr geben würde, das war nicht einkalkuliert gewesen.

Zum »Trost« durfte ich mit im LKW zur neuen Wohnung fahren. Nach nur drei Stunden war mein Umzug vorbei. Ich hatte plötzlich ein neues Zuhause. Fast. Da das neue Bett erst am nächsten Tag mit Max aus Berlin kam und auch die neue Küche plus Kühlschrank erst dann geliefert werden würde, war ich schon allein wegen der Spritzen auf meine alte Bleibe angewiesen. Für eine Nacht musste ich noch einmal zurück. Morgen Vormittag würde mich dann Kristin abholen. Als ich an den Abschied von Toni dachte, bekam ich plötzlich einen Bärenhunger. Direkt in meiner neuen Straße war ein hübsches Restaurant, Max und ich hatten es schon bei der ersten Besichtigung entdeckt. Ich schloss die frische Wohnungstür zu und lief die wenigen Schritte zur Gasstätte. Es war kurz nach halb zwölf, der Mittagstisch hatte gerade begonnen. Ohne nachzudenken bestellte ich ein Wiener Schnitzel und einen Weißwein. Ich brauchte Betäubung, ohne Rücksicht auf die Folgen. Ich wusste, dass am Abend die nächste Dosis auf mich wartete. Ich trank das halbe Glas in einem Zug leer – es stieg mir sofort in die Birne. Als mein Essen kam, sagte ich beschwingt zur Kellnerin, dass ich ab morgen hier wohnen würde. Dann aß ich alles auf. Eine Stunde später war es schon wieder draußen.

Am Abend lag ich zum letzten Mal in meiner übergroßen Badewanne und ließ immer wieder heißes Wasser nachlaufen. Mein Körper wollte und konnte nicht warm werden. Ich zitterte, obwohl alle Spiegel und die Tür zur Dusche schon beschlagen waren. Ich spürte nur noch Trauer und dachte, dass ich diesen Schmerz nicht überleben würde. Aber ich starb nicht, sondern guckte später auf der kleinen Bildröhre im Schlafzimmer »Schlag den Raab«. Am Ende verabschiedete sich der Moderator mit den Worten »Das war es von uns für dieses Jahr! Wir sehen uns im Januar wieder!« Und ich dachte inbrünstig, dass ich alles längst hinter mir haben würde, wenn die nächste Ausgabe dieser Spielshow im Fernsehen lief.

Ich hörte nicht, wann Toni in dieser Nacht nach Hause kam und ob überhaupt, aber am nächsten Morgen war er da. Er stand am Herd und kochte meine Lieblings-Spaghetti, als ich um kurz nach zehn aus dem Bad kam. Das hatten wir in guten Zeiten öfter gemacht, den Tag nach einer langen Nacht mit Pasta begrüßt. Ich musste sofort heulen.

»Na, nun iss wenigstens ein bisschen«, sagte Toni leise.

Stumm kauten wir auf unseren Nudeln.

Um elf klingelte Kristin. Toni ließ sie rein und umarmte sie lange. Begrüßung und Abschied gleichermaßen. Bei mir brachen alle Dämme. Ich stand im Flur und weinte hemmungslos.

»Ich warte schon mal unten«, sagte Kristin. »Wenn du in einer Viertelstunde nicht da bist, würde ich dann aber mal hochkommen. Macht es euch doch bitte nicht so schwer.«

Ich ging zurück in die Wohnung und fing an, den Tisch abzuräumen. Toni nahm mir sanft das Besteck aus der Hand.

»Komm lass. Das mache ich gleich. Zieh dich warm an und geh runter zu Kristin. Ich muss dann auch mal endlich zu packen anfangen.«

In ein paar Tagen würde auch Toni diese Wohnung verlassen. Ich schluchzte laut und holte meinen Wintermantel und meine Handtasche. Als ich aus dem Schlafzimmer kam, stand Toni schon an der geöffneten Wohnungstür. Ich blieb vor ihm stehen. Stumm blickten wir uns an.

»Sag doch was!«, flehte ich flüsternd.

»Was soll ich denn noch sagen?«

»Es tut mir so leid!«, flüsterte ich unter Tränen.

Toni schüttelte still den Kopf. Dann umarmten wir uns, und ich spürte, wie Tonis Kiefermuskeln an meiner Wange vibrierten.

In Kristins Auto wimmerte ich laut los. Schlechtes Gewissen, Trauer, Mitleid, Angst, die Nebenwirkungen der letzten Spritze, all das zerriss mich.

»Ich weiß, das ist jetzt große Scheiße! Aber glaub mir, du machst das Richtige!«

»Toni hat gar nichts mehr gesagt. Er hat mich einfach so gehen lassen. Bestimmt, weil er es mir nicht noch schwerer machen wollte. Bestimmt liebt er mich doch und ist jetzt da ganz alleine ...«

»Ach, mein Mäuschen, sei mal ehrlich zu dir selbst. Hat er wenigstens ein bisschen um dich gekämpft? Hat er dich geschnappt und ist mit dir in ein Wellnesshotel gefahren? Hat er irgendwas gemacht, das dich davon überzeugt, dass er der Richtige ist und nicht Max?«

Ich zog laut durch die Nase hoch.

»Hat er nicht, und ich hab das alles mitgekriegt. Ihr wart einen Drucker zusammen kaufen. Sehr romantisch! Komm mir nicht damit, dass ihr danach noch einen gesunden Saft getrunken habt. So was macht man nicht. Wenn einem die große Liebe abhaut, warum auch immer, dann lässt man sich gefälligst was einfallen. Und in deinem Fall erst recht.«

»Ich bin trotzdem traurig«, wimmerte ich trotzig.

»Das sollst und das darfst du auch. Aber du machst alles richtig. Ganz bestimmt sogar. Und jetzt halten wir im Konsum an und kaufen frische Brötchen und Würstchen. Schließlich kommt Max gleich mit dem Möbelwagen!«

Zwei Stunden später war er da. Ich drückte ihm strahlend eine Wurstsemmel in die Hand. Wie nah unendliches Leid und leuchtendes Glück doch zusammenliegen!

Nachdem alles ausgeladen war, fuhr Max noch einmal nach Berlin, um seine Katze zu holen. Sie hieß Tina, was natürlich am meisten meine Menschen-Freundin Tina freute, war schon 15 Jahre alt und sollte wohl auch eine ziemliche Diva sein. Da ich bisher aber nur mal mit einem Kanarienvogel und zwei Goldfischen zusammengewohnt hatte, konnte ich mir darunter gar nichts vorstellen.

Während Max weg war, wollte ich plötzlich unbedingt etwas aufbauen. Der Start dieser neuen Liebe erfüllte mich kurzfristig mit Energie.

»Frau Klehn, wir können das gerne machen. Aber nur was Kleines!«, mahnte Kristin.

»Ich weiß was, wir bauen die Nachttische auf. Wenn Max nachher noch das Bett aufbaut, freut er sich bestimmt, wenn wir gleich die Nachttische daneben stellen können.«

Wir schlitzten die flachen Kartons auf, legten die Einzelteile sortiert auf den Flur und fingen an zu schrauben. Als wir beide Nachttischkörper und Schubladen komplett hatten, freuten wir uns wie Bolle. »Jetzt müssen wir nur noch die Kästen reinschieben. Wir sind richtige kleine Baumeister!«, sagte ich stolz.

Die Schubladen wollten und wollten nicht reingehen. Wir versuchten es mit Gewalt und auch ohne und wussten einfach nicht, wo der Fehler lag. Dann guckten wir noch einmal in die Bauanleitung.

»Na, toll!«, sagte Kristin. »Wir haben alles spiegelverkehrt aufgebaut!« Wir lachten beide hysterisch los.

Als Max am späten Abend mit einem großen Katzenkörbchen voller Tina nach Hause kam, begrüßten ihn auf dem Flur zwei Eins-A aufgebaute Nachtschränkchen.

Kristin und ich lagen im Wohnzimmer auf der Couch und schliefen.

Max schuftete ohne Unterlass, um es uns schön zu machen. Er zog Regale in die Kammer ein, baute die Küchenschränke zusammen, hängte Bilder auf und meinen Fernseher an die Wand. Er packte fast alle Kisten alleine aus und kochte, sobald der Herd angeschlossen war, leckere Essen aus Bio-Produkten. Ich saß die ganze Zeit untätig daneben und kam mir schrecklich nutzlos vor.

»So ein Quatsch! Du hast die letzten Monate genug gemacht! Jetzt bin ich da. Du musst es aber auch mal zulassen, dass man sich um dich kümmert!«

Er hatte recht, ich konnte tatsächlich nur schwer die Kontrolle abgeben. Immer hatte ich das Gefühl, ich müsste funktionieren und die Dinge im Griff haben. Schweren Herzens knallte ich mich zurück aufs Sofa neben meine neue Katze. Tina fauchte laut und krallte nach mir.

»Hey!«, rief ich beleidigt.

»Tina!«, sagte Max streng.

Tina trollte sich.

»Das wird schon. Die muss sich erst an dich gewöhnen. Das ist eigentlich ein ganz liebes Tier. Aber die ist natürlich eifersüchtig auf dich, weil sie dich nicht kennt und ich dir so viel Aufmerksamkeit gebe. Die denkt, das verdient alles sie alleine.«

»Ach, stört mich nicht!«, sagte ich lapidar.

In Wirklichkeit hatte ich eine Heidenangst vor Tina. Ihr Fauchen klang mir gruselig, und durch die Spritzen fühlte ich mich so verletzt, dass ich auch ihre Krallen fürchtete. Mein ganzer Bauch war inzwischen von roten Punkten übersät, und ich hatte keine Lust, auch noch Kratzspuren an Armen oder Beinen davonzutragen. Beim Schlafen achtete ich nun penibel darauf, dass alle Körperteile von den Federbetten bedeckt waren und nicht mal ein kleiner Zeh rausguckte. Ich zog lange Jogginghosen an, und wenn Tina im Türrahmen stand, überlegte ich mir zweimal, ob ich wirklich in das Zimmer wollte oder ob das nicht doch noch warten konnte. Ich hoffte, dass wir beide uns aneinander gewöhnen würden. Ich wünschte mir eine Kuschelkatze und keine Feindin.

Mein körperlicher Zustand wurde eher schlechter als besser. Immer öfter hatte ich das Gefühl, dass man mit mir nirgendwo hingehen konnte, weil mir entweder übel wurde oder mich mittendrin einfach die Kraft verließ. Deshalb versuchte ich immer häufiger, mich davor zu drücken, das Haus zu verlassen. Inzwischen war unsere Wohnung fast eingerichtet, wie hatten unser erstes gemeinsames Weihnachten und das erste Silvester zusammen verbracht und groovten uns langsam, aber sicher im Beziehungsmodus ein. Alles war gut. Aber mein rosaroter Himmel wurde durch eine bestimmte Sache getrübt: Max wollte plötzlich jeden einzelnen Tag Lebensmittel einkaufen gehen. Den einen Tag brauchten wir zwei Tüten Milch, den nächsten fehlte plötzlich ein Stück Butter oder Brot, am dritten mussten unsere Aufschnittvorräte aufgestockt werden. Spätestens dann begann der Reigen von vorn. Wir gingen auch nicht in den Konsum um die Ecke, sondern taperten jedes Mal zu Fuß zum Biomarkt in die Innenstadt. Diese Marotte von Max erschöpfte mich nicht nur, sondern raubte mir an manchen Tagen den letzten Nerv. Ich ging nur scheinbar bereitwillig mit. Weil er extra für mich von Berlin nach Leipzig gezogen war. Innerlich kochte ich und konnte das immer weniger verbergen.

»Du gehst wohl gerne Lebensmittel einkaufen?«, fragte

ich eines Tages scheinheilig. Wir hatten gerade wegen einer einzigen Salatgurke einen 20-Minuten-Marsch hinter uns.

»Ich finde es schön, jeden Tag ein bisschen an der frischen Luft zu sein. Und so lerne ich die neue Stadt auch gleich kennen. Macht dir das denn keinen Spaß?«

»Naja, ich müsste mich eigentlich mehr ausruhen. Ich finde es anstrengend, jeden Tag rauszumüssen. Wegen Kleinigkeiten. Man könnte ja auch mal einmal in der Woche einkaufen gehen und hätte dann alles auf einen Schlag da!«

»Ja, das könnte man«, erwiderte Max. Ein undurchschaubares Lächeln umspielte dabei seinen sinnlichen Mund.

Ich stöhnte laut und verdrehte meine Augen. Ich beließ es dabei, kriegte aber von Tag zu Tag mehr Wut im Bauch. Ich wollte doch einfach nur meine Ruhe haben. Irgendwann flippte ich aus.

»Wir fahren heute zu Ikea!«, begrüßte mich Max schon beim Aufwachen.

Ich brüllte sofort los, obwohl ich gerade erst die Augen aufgeschlagen hatte: »Kann ich nicht einen Tag mal nur im Bett liegen bleiben? Ich komme gar nicht mehr richtig zu mir, ständig muss ich plötzlich raus und mich um Dinge kümmern, die du auch locker alleine machen könntest. Und wenn ich zurückkomme, faucht mich die Tina an, dass ich mir wie ein Eindringling in meiner eigenen Wohnung vorkomme! Und jetzt auch noch bis zu Ikea und dann dort endlos durch die Gänge latschen. Das ist mir zu viel. Zu viel! Zu viel! Zu viel!«

Ich war so in Rage, dass ich unkontrolliert in mein Kopfkissen boxte und sogar reinbiss. Erstens, weil mir S. das ja bei Wutanfällen empfohlen hatte, und zweitens, weil ich sonst vielleicht Max gehauen hätte. Ich war so sauer. Ich war so verzweifelt. Warum verstand der Mann mich einfach nicht mehr? Er war doch sonst immer auf meiner Seite.

Max blieb ruhig, bis ich mich erschöpft zurück auf die Matratze fallen ließ und nur noch schwer atmen konnte. Nicht mal mehr für eine ordentliche Tobsucht reichte es. Als ich mir die zerstrubbelten Haare aus dem Gesicht wischte, nahm Max meine Hand. Er setzte sich auf die Bettkante, küsste langsam meine Fingerkuppen und streichelte meinen erhitzten Kopf.

»Susanne, ich bin nicht dein Feind. Geh doch mal einfach nur davon aus, dass wir alle für dich das Beste wollen. Dass ICH für dich das Beste will.«

Ich atmete tief durch. »Aber ich hab das Gefühl, dass du vielleicht gar nicht weißt, was ich gerade durchmache.«

»Das weiß ich besser, als du denkst. Und ich verstehe dich auch viel besser, als du es mir zutraust. Und ohne dass du mir jetzt bitte böse bist: Ich glaube wirklich, dass ich im Moment auch etwas vorausschauender agiere als du!«

»Pfff, davon träumst du wohl nachts! Du willst mich wohl veralbern. Ich kann hier alles sehr gut einschätzen. Oder hältst du dich für oberschlau?«

Max lachte. »Naja, für oberschlau vielleicht nicht. Aber ein schlaues Bübchen bin ich schon.«

Dann küsste er er mich auf den Mund, und ich wusste nichts mehr zu erwidern.

Ein halbe Stunde später ging es mir etwas besser. Aber ich hatte noch immer keinen Bock auf eine Tour durchs Möbelhaus.

»Das habe ich mir gedacht!«, klatschte Max in die Hände. »Und deshalb kommt auch gleich René vorbei und fährt mit. Da macht dir doch gleich alles doppelt Spaß, stimmt's?«

Das stimmte. Auch wenn unsere Aktivitäten früher weitaus aufregender waren als durch eine Bettenabteilung zu schlendern, gewann für mich beinahe jede Situation durch Renés Witz an Qualität.

Ich kriegte ein schlechtes Gewissen.

»Ich bin mit dir auch sehr gerne zusammen. Und auch sehr gerne alleine. Ich würde nur lieber mit dir hierbleiben.«

»Das weiß ich, und um dich ein bisschen zu locken, habe ich mit René schon vor Tagen ausgemacht, dass er heute mitkommt. Ich freue mich da übrigens auch drüber, ich mag den nämlich.«

Da telefonierten sich die Jungs hinter meinem Rücken zusammen und schmiedeten Pläne, wie sie mich am besten aus dem Haus kriegten. Irgendwie süß. Sehr sogar.

»Na gut, wenn's unbedingt sein muss! Dann geh ich mal duschen!«, sagte ich, immer noch bockig, und trottete ins Bad. Ich spürte, dass Max sich in meinem Rücken eins grinste.

Wenig später schlichen wir im Schneckentempo durch die Möbel-Ausstellung und bewerteten jedes Stück auf einer Geschmacksskala von eins bis zehn. Ich war froh, dass ich mitgekommen war, und genoss die Zeit mit meinen zwei liebsten Männern. Doch je weiter wir in das Einrichtungs-Labyrinth vordrangen, umso flauer wurde mir. Ich versuchte, mir nichts anmerken zu lassen, machte weiterhin eine gute Miene. Als wir im Regallager ankamen und Max und René sich gerade ein paar »Billys« aus Reihe 22 ziehen wollten, hielt ich es nicht mehr aus. Meine Kehle war trocken, ich konnte kaum noch atmen. Ich würde wieder mal die Spielverderberin sein und wollte gerade aufbegehren, als mir René ins noch nicht gesagte Wort fiel.

»Also, ich weiß ja nicht, wie es euch geht, aber mir ist total schlecht. Tut mir leid, ich muss mich erst mal hinsetzen und was trinken. Hier ist so eine schlechte Luft drin, dass man sich eigentlich darüber beschweren müsste!« Er guckte dabei so aufgebracht, dass ich befürchtete, er würde sich jeden Moment den Filialleiter kommen lassen.

»Ach Gott«, war ich erschrocken. »Ja, dann machen wir sofort eine Pause!«

Ich war froh, dass die Unterbrechung endlich mal nicht an mir lag. Oder dass vielleicht wirklich irgendwas in der Luft lag, das mit meiner Krankheit gar nichts zu tun hatte. Erst als sich René auf dem Weg ins Restaurant schon wieder herzhaft für eine schöne Bettwäschegarnitur begeistern konnte, wurde ich skeptisch. Er sah eigentlich ganz wohl um die Nase aus. War ihm vielleicht gar nicht übel? Hatte er vielleicht nur gemerkt, wie schlecht es mir ging und war für mich in die Bresche gesprungen? Ich war gerührt. Was mein bester Freund sich so alles ausdachte, nur damit ich mich für ein paar Minuten mal wieder wie ein ganz normaler Mensch fühlen konnte.

Jupp und Birte hatten sich angesagt. Nach Monaten der Funkstille – schließlich war ich gerade eine partyfreie Zone – wollten sie nun sogar bei mir übernachten. Sonst schliefen sie bei ihren Aufenthalten in Leipzig immer im Hotel, und ich wunderte mich, dass sie es diesmal nicht taten. Doch seit die Hälfte der Miete und der Lebenshaltungskosten jeden Monat von meinem Konto abging, wusste ich was es hieß, abgebrannt zu sein und würde momentan sicher auch lieber bei Freunden schlafen, weil ich mir ein Hotel gar nicht leisten konnte. Vielleicht lief es bei ihnen beruflich gerade nicht so gut. Also ließ ich sie gerne kommen. Auch, weil ich hoffte, dass das komische Gefühl, das ich seit dem merkwürdigen Krankenhaustelefonat bei ihnen hatte, nur Einbildung war.

Ausgerechnet zur ausgemachten Besuchszeit musste Max zu Dreharbeiten außerhalb der Stadt.

»Kommst du klar alleine?«, fragte er und streichelte meine Haare.

»Ja, sicher, gar kein Problem!«

Tina und ich näherten uns ganz langsam an, zumindest fraß sie jetzt auch alles auf, wenn ich ihr das Futter machte, und fauchte nicht mehr ganz so viel. Nach mir gekrallt hatte sie schon einige Tag nicht mehr.

»Sag denen doch ab ...«

»Nee, das wird schon klappen. Ich freue mich ja auch ein bisschen auf die. Und Mittwoch muss ich sowieso am Vormittag in die Uniklinik, da werden die beiden dann auch wieder gehen.«

Am Abend ihrer Ankunft luden Jupp und Birte mich um die Ecke zum Essen ein. Es war nett, obwohl es mir eigentlich zu anstrengend war. Sie erzählten fast die ganze Zeit von sich, aber ich fand das nicht unangenehm. Meine private Kehrtwende kommentierten sie nicht, obwohl sie Toni kannten. Auch dem maß ich keine große Bedeutung bei. Zu Hause duschten dann beide nacheinander, und obwohl es schon sehr spät war, sang Birte sehr laut dabei. Zum ersten Mal dachte ich ernsthaft an die Nachbarn. Wir kannten uns im Haus bisher alle nur vom Sehen, und ich hoffte, das keiner die Singerei hörte und dachte, das sei ich. Und dass das nun immer so wäre. Aber gut, jeder Jeck ist anders, und ich schlief über die kleine Wassermusik ein. Am nächsten Morgen machte ich uns allen Frühstück, wir aßen und quatschten, und kurz nach halb elf begann ich, den Aufbruch einzuläuten. Weder Jupp noch Birte zuckten mit der Wimper. Als ich in Mantel und Schal vor ihnen stand und meinte, dass ich nun in die Uniklinik müsse, nickten beide großzügig.

»Du lässt uns ja sicher einen Schlüssel da. Wir würden den dann in den Briefkasten schmeißen, wenn wir gehen.«

Ich war baff. Wenn ich woanders eingeladen war, benahm ich mich wie ein Mäuschen. Aber vielleicht war ich zu streng oder verklemmt, und das hier war ganz normal. Ich sah in letzter Zeit vieles enger als sonst, und so holte ich einen Ersatzschlüssel aus dem Arbeitszimmer und machte mich auf den Weg in die Uniklinik.

Als ich drei Stunden später zurückkam, war mein Besuch zwar weg, dafür war das Chaos in meine Wohnung eingezogen. In der Küche stand der ganze Frühstücksdreck noch da, nicht mal die Lebensmittel waren in den Kühlschrank geräumt. Eine zerfledderte Ausgabe der »ZEIT« lag auf einem Stuhl. Offensichtlich sollte ich mich über die gebrauchte Zeitung freuen und sie lesen. Die Krönung wartete im Bad auf mich. Die beiden hatten anscheinend wieder geduscht und nicht nur den Fußboden gleich mitgewaschen, sondern auch noch sämtliche verfügbaren Handtücher auf ihm verteilt. Ich war völlig perplex. So was würde ich nicht mal bei jemandem machen, der tutti-gesund war.

Ich räumte alles auf und hatte kein gutes Gefühl dabei. Trotzdem ging ich sofort ans Telefon, als ich ein paar Tage später Birtes Nummer auf meinem Handydisplay sah. Ich war gut drauf und endlich mal wieder geschminkt. Gleich wollten Max und ich zu einem Spaziergang aufbrechen, den ausnahmsweise mal ich angeregt hatte.

»Bestimmt wollen die sich bei mir entschuldigen! Die sind echt komisch geworden«, sagte ich zu Max, kurz bevor ich ranging.

Wieder waren beide gleichzeitig in der Leitung. An Birtes hallender Stimme merkte ich, dass der Lautsprecher an war.

»Du, ich muss dir unbedingt was erzählen!« Birte schien völlig außer Atem. »Der Toni und du, ihr habt euch doch gerade erst getrennt, oder?«

»Jaaa«, sagte ich zögernd und alarmiert zugleich. Ich fragte mich, wieso Toni jetzt doch noch zum Thema wurde. Den ganzen gemeinsamen Abend hatten sie nicht einmal nach ihm gefragt, obwohl sie früher immer begeistert mit ihm gebechert hatten.

»Also, das ist wirklich unmöglich!«, ereiferte sich Birte. »Ich sitze gerade mit meiner Kollegin zusammen, und die ist doch gestern in einem Flirtportal von Toni angechattet worden. Der sucht schon wieder. Im Internet! Und ganz offiziell! Ich dachte, du musst das wissen.«

Ich brach sofort in Tränen aus. Nicht weil mich Tonis Aktivitäten verletzten, sondern weil ich entsetzt darüber war, mit welcher infamen Sensationsgier ich darüber informiert wurde. Hier ging es doch nicht um Mitleid oder Bedauern! Hier wurde sich an einer Trennung aufgegeilt, und ich sollte mit meiner Reaktion dem Ganzen noch die Würze verleihen!

»Ich möchte jetzt auflegen«, sagte ich knapp und tat es auch. Erst dann heulte ich richtig los.

»Was ist denn? Glöckchen, was hast du denn?« Max war ganz blass.

Ich wiederholte das kurze Gespräch und heulte danach weiter.

»Es geht mir nicht um Toni. Das ist mir schon fast egal. Aber ich muss das doch gar nicht wissen. Das ist perverse Neugier, nichts weiter.«

Max bekam einen Ausdruck in den Augen, wie ich ihn noch nie bei ihm gesehen hatte. Seine Nasenflügel bebten. Plötzlich holte er aus und haute mit der flachen Hand und Karacho auf den Küchentisch zwischen uns. Ich zuckte zusammen.

»Die spinnen wohl! Was bilden die sich eigentlich ein?« Max’ Schauspielerstimme dröhnte durch die ganze Bude.

»Gib mir mal deren Nummer. Ich mache denen jetzt einen Einlauf! Oder am besten, ich fahre zu denen hin. Wo wohnen die denn?«

»Na, nicht hier. Lass die. Nicht anrufen. Was willst du denn sagen?«

»Dass die dich mit ihrem scheinheiligen Mist in Ruhe lassen sollen. Mensch, was sind denn das für Leute? Dringen mit ihrem schlechten Benehmen in unser Zuhause ein und zum Dank machen die dich noch fertig, diese negativen Hohlnüsse! Das regt mich auf!«

»Ja, lass die doch!«

»Ich kann die nicht lassen. Du bist doch völlig aufgelöst. Willst du dir so was gefallen lassen? Du musst dich doch vor so was schützen. Stattdessen schützt du die noch!«

Max' Hand krachte noch mal auf die Tischplatte. Uiuiui, so aufgebracht hatte ich ihn noch nie erlebt. Wo kam plötzlich diese ganze Wut her? Max war immer ausgesprochen geduldig, nahezu sanftmütig gewesen. Ich dachte, dass nur ich die Lizenz zum Ausflippen hatte. Dieses umgekehrte Kräfteverhältnis machte mich unsicher. Ich blies zum Gegenangriff.

»Ach, jetzt bin ich wohl noch die Doofe? Die sind scheiße zu mir, und du gibst mir die Schuld?«

»Das ist doch Schwachsinn. Hör mir doch mal zu! Du sitzt hier und weinst. Das darfst du dir nicht gefallen lassen.«

»Lass mich in Ruhe!«, bellte ich zurück, rannte ins Schlafzimmer und ließ die Tür hinter mir zukrachen. Max kam mir sofort hinterher.

»Susanne, du musst einfach aufpassen, welche Menschen dir guttun und welche nicht. Und dann solltest du überlegen, ob du mit solchen Menschen überhaupt noch was zu tun haben willst. Das ist genau wie mit dem Essen.

Du mampfst Sachen in dich rein, Zucker pur, Süßkram, Fertigdreck – das tut deinem Körper nicht gut. Und negative Menschen auch nicht.«

Mit großen Augen guckte ich Max an. Er fuhr sich durch die Haare und ließ sich dann neben mich aufs Bett fallen.

»Beruhigst du dich bitte mal?«, fragte ich frech. »Was ist denn plötzlich in dich gefahren?«

Er atmete tief durch.

»Guck mal, seit wir zusammen wohnen, achtest du schon etwas mehr auf Bio, das hast du früher nicht gemacht. Aber ich hab oft das Gefühl, du machst das nur, weil ich es mache, und nicht, weil du es willst. Fang doch mal an, dich zu informieren. Hast du überhaupt schon einmal richtig in das ›Anti-Krebsbuch‹ von David Servan-Schreiber geguckt? Das hat ein Arzt geschrieben, der seit zwanzig Jahren einen Gehirntumor überlebt. Da stehen so viele Sachen drin, die anregend für dich sein könnten. Du musst ja nicht alles ungefragt übernehmen, aber vielleicht mal drüber nachdenken.«

Max kehrte mit jedem Wort wieder in seine Ruhe zurück, aber nun platzte mir die Hutschnur.

»Was soll ich denn noch alles machen?«, schrie ich hysterisch. Und dann: »Ich muss hier raus!«

Ich stieg über Max drüber aus dem Bett, schnappte Mantel und Tasche und verließ fluchtartig die Wohnung. Schon im Treppenhaus wusste ich, dass Max im Recht war. Aber Schwanzeinziehen, das konnte ich jetzt nicht mehr. Schließlich hatte er zuerst gebrüllt.

Auf der Straße überlegte ich, was ich mit diesem verkorksten Tag anfangen könnte. Und dann kam mir die Idee: Ich würde zum Fotografen gehen und ein Foto für meinen Schwerbehindertenausweis schießen lassen! Schon seit Tagen ging mir die Frage durch den Kopf, wie man auf so einem Bild wohl gucken sollte. Ein Lächeln war ja sicher unpassend. Eine Leidensmiene fand ich dann doch übertrieben. Aber heute, nach dieser ganzen Aufregung, würde ich bestimmt genau richtig gucken. Nämlich komplett bedröppelt!

Ich fühlte mich immer weicher, sensibler, durchlässiger. Und fragte mich immer öfter, wer ich war und was mich eigentlich ausmachte. Warum mein Herz an manchen Menschen hing, obwohl das ihre schon lange nicht mehr in einem Rhythmus schlug. Ich war traurig und ratlos. Was wollte mein Leben mir sagen? Und was wollte der Krebs mir sagen? Dazu kam immer öfter eine Existenzangst, wie ich sie nicht kannte. Mein Krankengeld war weg, sobald es auf dem Konto ankam. Meine Fixkosten waren einfach zu hoch. Obwohl die Eigentumswohnung vermietet war, mussten Toni und ich jeden Monat draufzahlen, damit die Tilgung komplett gedeckt war. Um den Umzug, die Hälfte der Mietkaution, der Küche und diverser anderer Möbel bezahlen zu können, hatte ich bei meiner Bank zu gesalzenen Zinsen einen Kredit aufgenommen, der nun auch noch bedient werden musste. Ich bereute zutiefst, dass ich in Gelddingen stets so unbeschwert gewesen war. Ich brauchte eine Lösung, die über das Geldleihen hinausging. Aber mir fiel nichts ein. Arbeiten konnte ich immer noch nicht, das Interferon haute zu sehr rein, und Frau Dr. W. schlug regelmäßig die Hände über dem Kopf zusammen, wenn ich alle vier Wochen zum Blutziehen kam und den MDR nur ansprach. Auch Prof. S. bekniete mich regelrecht, endlich zu akzeptieren, dass ich meinem Körper die Zeit geben musste, die er brauchte. Was also tun?

»Ich weiß mir nicht mehr zu helfen«, jammerte ich, als ich in Max' Armen lag. Er unterstützte, so gut er konnte, aber auch seine Geldreserven hatten irgendwann mal ein Ende.

»Du musst mehr vertrauen. Auf dich und darauf, dass das Schicksal es gut mit dir meint. Wenn du mal ein bisschen loslässt, kommt eine Lösung vielleicht von ganz alleine«, sagte er sanft, und jeder Anflug von Wut war schon längst wieder spurlos verschwunden.

»Ach blablabla!«, erwiderte ich gemein. »Ein Engel, der von irgendwoher angeflattert kommt, das gibt es nicht. Ich hatte schon genug Glück, den Prinzen auf dem weißen Pferd habe ich ja, das bist nämlich du. Mehr darf man gar nicht erwarten.«

»Du sollst auch nichts erwarten, du sollst einfach mal loslassen! Ich spiele dir mal ein ganz tolles Lied vor ...«

»Ich will aber keine melodramatischen Lieder hören!«, motzte ich.

»Siehst du, das meine ich. Lass dich doch einfach mal darauf ein. Das Lied heißt ›Neuer Morgen‹ und ist von Blumfeld. Und das ist genau für solche kleinen Glöckchen wie dich gemacht!«

Die Band fand ich seit Jahren gut, trotzdem zog ich bockig die Stirn in Falten. Doch Sekunden später hüllten mich ein sanfter Gitarrenbeat und Jochen Distelmeyers außergewöhnliche Stimme ein:

Wenn du mit deiner Kraft am Ende bist
und die Leere wie ein Spiegel ist
Du bist allein und kommst nicht damit klar
Du siehst dich durch die Straßen gehen
und kannst die Welt und dich nicht mehr verstehen
Du fühlst dich fremd – nichts ist mehr, wie es war
und an ein neues Glück zu glauben, fällt dir schwer
Es kommt dir vor, als gäb es keine Hoffnung mehr

Gib nicht auf – es kommt ein neuer Morgen
Lass es raus – den Schmerz und deine Sorgen
Mach dich frei – von allen falschen Zwängen
Nimm dir Zeit – und lern dich selber kennen ...

An der Stelle konnte ich meine Tränen nicht mehr zurückhalten. Der Text traf in meine verzweifelte Seele. Ich weinte und weinte. Laut und ohne Scham. Minute um Minute, Stunde um Stunde. Und zum ersten Mal hatte ich das Gefühl, dass meine Tränen IN mir etwas bewirkten. Als würde etwas hart Verkapseltes endlich aufbrechen. Max hielt mich die ganze Zeit in den Armen, küsste mich ab und an und flüsterte ein paar Mal leise »Ich liebe dich«. Als keine Tränen mehr kamen, setzte ich mich auf und schnäuzte herzhaft in ein Taschentuch.

»Du bist doof!«, ningelte ich mühsam lachend. »Wie kannst du mir so was nur vorspielen?« Ich atmete durch, trank einen großen Schluck Wasser und gab Max einen Kuss. Und dann fiel es mir ein. Wie ein Blitz durchzuckte es meinen Kopf, und ich klatschte mir mit der flachen Hand gegen die Stirn.

»Ich hab's! Oh Gott, warum hab ich da nicht eher daran gedacht!!!«

»Was denn? Nun spann mich doch nicht so auf die Folter!«

»Ich habe eine Berufsunfähigkeits-Versicherung! Und so lange, wie ich jetzt schon krank bin, müsste ich eigentlich Leistungen daraus beziehen!«

Die nächsten Tage hing ich am Telefon und füllte Anträge aus. Die Versicherung hatte ich vor Jahren abgeschlossen und jeden Monat brav bezahlt, aber nicht einen einzigen Gedanken mehr an sie verschwendet. Berufsunfähig! Ich doch nicht!

Nach vier Wochen sprach mir das Unternehmen eine Leistung zu. Ich galt zwar nicht als klassisch berufsunfähig, aber meine lange Krankheit schlug trotzdem zu Buche. In einiger Zeit sollte mir eine doch recht ordentliche Summe auf mein Konto überwiesen werden. Damit würde nicht nur mein riesiger Dispo wieder aufgefüllt werden, es würde sogar noch etwas darüber hinaus übrig bleiben. Ich war gerettet. Finanziell.

Mein emotionaler Ritter war Max. Und »Neuer Morgen« wurde mein neuer Soundtrack.

Es lockt dich raus mit seinem Licht
Alles erstrahlt in seinem Glanz
Die Sonne streichelt dein Gesicht
Da vorn spielen Kinder mit 'nem Ball
Und Vögel singen überall:

Gib nicht auf – es kommt ein neuer Morgen
Lass es raus – den Schmerz und Deine Sorgen
Mach dich frei – von allen falschen Zwängen
Nimm dir Zeit – und lern das Leben kennen ...

Und dann, eines Tages, kam plötzlich Tina an mich rangetabbelt, als ich nachmittags auf dem Sofa lag. Sie guckte mich lange an. Dann leckte sie mit ihrer rauen Zunge ganz leicht über meine Nasenspitze, kuschelte sich ganz eng an meinen Bauch und hielt Siesta.

Ein Tag im Juni: Wie schön ist es doch, wenn man sich unbeschwert ein Taxi leisten kann, denke ich und gucke aus dem Fenster. Wir sind inzwischen schon fast wieder an der Klinik und meine neue Wunde brennt, pulsiert und pocht gegen meine enge Hose.

Dann fliegt der Satz »Hoffentlich ist das wirklich nichts Schlimmes« in meinen Kopf und will sich festsetzen. Panisch schüttele ich ihn weg.

»Ist alles in Ordnung?«, fragt die freundliche Taxifahrerin.

»Ganz bestimmt«, sage ich, und sie nickt verständnisvoll.

»Da vorne in der Seitenstraße steht mein Auto!«

»Na, dann biegen wir hier schon mal ab, da kommen wir nämlich besser ran!«

Zwei Minuten später humpele ich zu meinem Handschuhfach und greife meine Wohnungsschlüssel raus. Als ich zuschließe, streiche ich mit meiner linken Hand über das Autodach, als könnte es mich fühlen.

Als ich wieder ins Taxi steige, habe ich das Gefühl, dass mein kleiner Wagen mich tröstend anlächelt.

»Ich weiß nicht. Mir ist immer nicht so ganz wohl, wenn ich mein Auto irgendwo stehen lassen muss. Ich mache mir dann immer Sorgen! Komisch, oder?«

»Ach, ich kann das schon verstehen. Ich bin auch ziemlich mit meinem Gefährt verwachsen. Unsere Autos übernehmen ja mit der Zeit auch Züge unserer Persönlichkeit.«

Ich muss lachen. Da hat die Frau was Wahres gesagt. Ich jedenfalls bin sehr froh, dass ich eine Autofahrerin bin. Und noch froher würde ich sein, wenn ich in ein paar Minuten endlich auf meinem Sofa läge.

7. EULE

»Baby, ich muss irgendwas machen. Ich werde sonst noch verrückt. Ich brauche eine Aufgabe!«

Ich guckte mit Max aus dem Fenster unserer schönen Wohnung, wie ein altes Ehepaar. Sogar ein Kissen hatte ich mir unter die Arme gelegt. Es war inzwischen Ende April, und ich wollte nicht länger immer nur Milch holen gehen, zur Krankenkasse und zum Arzt wackeln.

»Gut! Was stellst du dir denn vor?«

Hmm. Sport und Tanzen fielen aus, das war zu anstrengend. Einen Schrebergarten wollte ich nicht, obwohl das bei vielen meiner Kollegen in Mode gekommen war, denn dort würde ich zu viel draußen an der Sonne sein. Und beim Unkrautjäten konnte ich sowieso nicht entspannen.

»Ich lerne eine Sprache. An der Volkshochschule. Am besten Spanisch!«

Max guckte zweifelnd. »Und wie willst du die Sprache dann pflegen? Hast du spanische Freunde?«

»Nee. Gut, dann lerne ich Italienisch. Meine beste Freundin von früher lebt seit Jahren in Italien, die könnte ich dann immer anrufen.«

»Mach doch lieber was, das du schon immer machen wolltest. Etwas, wofür du keine Zeit oder kein Geld hattest. Was du immer aufgeschoben hast. DAS würde ich jetzt machen an deiner Stelle!«

Ich biss mir auf die Lippe und überlegte, allerdings nur kurz. Dann fing mein Herz vor lauter Aufregung laut zu klopfen an.

»Ich weiß es! Da gibt es was!« Ich sprang vom Fenster weg, mir wurde sofort schwindlig. Trotzdem glühten meine Wangen vor Begeisterung. »Ich mache meinen Führerschein!«

Das hatte ich wirklich von Jahr zu Jahr als guten Vorsatz mit mir rumgeschleppt und mein Geld dann doch wieder für Klamotten ausgegeben.

»Die Berufsunfähigkeitsversicherung hat doch gezahlt. Das Geld dafür hätte ich.« Ich ging sofort ins Online-Banking, und ja: mein Konto war im Plus!

»Eine schöne Idee!«, fand auch Max, jedoch wesentlich weniger euphorisch als ich.

»Aber?«

»Naja, in deinen Interferonbroschüren stand überall dick drin, dass es im Straßenverkehr zu starken Beeinträchtigungen kommen kann und man vom Führen von Maschinen lieber absehen soll.«

»Ach, Mann ...«

»Ich mach mir nur Sorgen. Dann fährt dir vielleicht einer rein in der Fahrschule und du bist die Blöde, weil du diese Medikamente nimmst.«

»Weißt du was? Ich muss nächste Woche zur Kontrolle zu Dr. M. und am selben Tag zu S.! Die frage ich beide. Und wenn die es erlauben, dann mache ich das! Scheiß aufs Interferon! Außerdem hat doch der Fahrlehrer auch noch eine Bremse. Dann muss er eben etwas mehr aufpassen, als sonst!«

Max lachte. »Das finde ich gut. Mach das. Wenn die Ärzte Ja sagen, bist du auf der sicheren Seite. Tolle Idee, Glöckchen!«

»Juhuu!«

Dr. M. und S. waren einverstanden. Dr. M. mahnte zwar zur Besonnenheit und empfahl, nur an Tagen zu fahren, an denen ich mich kräftig genug fühlte, aber ich merkte förmlich, wie er sich mit mir freute. Und K. S. schien mehr als zufrieden mit mir.

Die folgende Zeit durchforstete ich das Netz nach allen Leipziger Fahrschulen, verglich Lage, Preise und die Unterrichtszeiten für Theorie und fand schließlich die für mich Beste.

Am nächsten Tag machte ich mich auf den Weg und fühlte mich sehr unsicher dabei. Das war die erste Unternehmung seit Langem, die ich alleine und nur für mich startete. Mein Kosmos bestand inzwischen tatsächlich nur noch aus medizinischen Einrichtungen und kurzen Cafébesuchen mit Freunden. Und fast überall hin begleitete mich Max. Er war mein Schutzschild. Doch das Abenteuer Fahrschule wollte und musste ich alleine bestreiten. Ich hatte nicht gleich vor, mich als Krebsopfer zu outen. Zu groß war meine Besorgnis, dass man mich aus Angst vor Komplikationen abweisen könnte.

Als ich das Büro der Fahrschule betrat, blickte mir ein drahtiger Mann mit frecher, grauer Bürstenfrisur, Bart und Brille entgegen. Er sah ein bisschen aus wie früher Peter Lustig aus der Sendung »Löwenzahn«, nur ohne Latzhose, sondern in einem frisch gebügelten, kurzärmeligen Hemd.

»Guten Tag, ich möchte hier gerne meinen Führerschein machen«, sagte ich zögernd.

»Na, das ist doch schön! Ich bin der Günther. Mir gehört die Fahrschule, und wir sagen hier alle du!«

Wie bei uns beim Fernsehen, dachte ich gleich begeistert. Da duzte man ja oft sogar noch die ranghöchsten Chefs.

»Wollen wir gleich alles ausfüllen? In einer halben Stunde beginnt eine neue Runde Theorieunterricht. Dann könntest du heute gleich anfangen!«

Freudig und aufgeregt stimmte ich zu.

Als wir meine Unterlagen ausfüllten, stockte Günther zweimal. Einmal bei meinem Alter, denn er hatte mich angeblich auf ganze sieben Jahre jünger geschätzt. Das freute mich sehr, war es doch der Beweis dafür, dass sich die Verbitterung entgegen meiner Erwartungen auch nach einem dreiviertel Jahr noch nicht in mein Gesicht gefressen hatte. Das zweite Mal horchte er bei meinem Familienstand auf: Ich musste jetzt »verheiratet, aber getrennt lebend« sagen.

»Na Mensch, da haste ja in deinen jungen Jahren schon ganz schön was durch!«

»Stimmt«, sagte ich und musste mir das Lachen verkneifen. Das wirklich dicke Ding kannte er ja noch nicht einmal. Ich merkte, dass Günther neugierig auf mich wurde, aber nicht unangenehm, sondern in einer kumpelhaften Offenheit.

»Wann kannst du denn immer so Fahrstunden nehmen? Ab 17 Uhr und am Samstag wollen alle, also wenn du vielleicht ab und zu auch mal vormittags ...«

»Ich kann immer!«, platzte ich etwas unüberlegt heraus.

»Aha?«

»Ich bin freiberuflich«, fügte ich rasch hinzu, und genau genommen stimmte das ja auch. »Ich kann mir das deshalb immer so einteilen, wie es mir passt.«

»Na gut. Dann können wir schon Ende der Woche anfangen, Freitag um 10.30 Uhr?«

»Ja, prima!«

»Na, dann setz dich schon mal hinten in den Unterrichtsraum. Die anderen kommen gleich.«

Das Zimmer war lichtdurchflutet und großzügig. Vor einer großen Fensterfront lag ein freundlicher Innenhof mit Garten. Die hellen Tische waren zu einem U angeordnet. Eine hübsche Fahrschule hatte ich mir da ausgesucht.

Nach und nach betraten Menschen den Raum, und ich blickte sie nervös an. Wir waren eine gemischte Truppe von Männlein und Weiblein, von jung bis reif. Alle begrüßten mich mit »Hallo!«, und keiner gab mir das Gefühl, fehl am Platz zu sein. Trotzdem fühlte ich mich ganz besonders, zu weich und zu verletzlich, denn nun lernte ich seit meiner Diagnose zum ersten Mal neue Leute in einer neutralen Umgebung kennen. Also keine Mitpatienten einer Rehaklinik, keine Krankenkassenmitarbeiter und auch keine Ärzte. Das hier war ganz normales Leben. Und ich hatte das Gefühl, als hätte ich das bereits verlernt. Ich meldete mich deshalb nicht zu Wort, selbst als ich die Antwort sicher wusste, guckte viel in mein neues Lehrbuch und lachte immer erst, wenn mindestens zwei andere vorlachten. Ich wollte auf gar keinen Fall Aufmerksamkeit auf mich ziehen. Dabei hätte ich am liebsten losgeprustet: Günther gestaltete die langweiligen Theoriestunden äußerst unterhaltsam. Jede noch so kleine Lehreinheit untermalte er mit kuriosen Beamer-Fotos und Kommentaren. Gerade zeigte er eine Familie, die auf dem Seitenstreifen der Autobahn einen Picknicktisch aufbaute.

»Das machen wir aber mal nicht!«, mahnte er beinahe verächtlich. »Der Seitenstreifen ist nur für Pannen und echte Notfälle. Hunger ist kein Notfall.«

Auf dem nächsten Bild demonstrierte ein junger Mann vorbildlich den Schulterblick, und zwar aus einem geöffneten Autofenster.

»So, nie den toten Winkel vergessen. Das ist ganz wichtig. Aber, ihr Lieben: Unser Face hängen wir dabei nicht so weit raus!«

Diesen Satz fand ich in Verbindung mit dem übereifrigen Typen auf dem Foto dermaßen komisch, dass ich diesmal doch laut loslachte, ohne vorher nach links und rechts zu schielen. Günther freute sich und zwinkerte mich an.

Als ich nach der Einheit nach Hause kam, plapperte ich ohne Luft zu holen und zeigte Max alle meine neuen Fahrschulunterlagen. Außerdem referierte ich über sämtliche Verkehrsregeln, die ich schon gelernt hatte. Max hatte Mühe, selbst mal zu Wort zu kommen. So lebendig hatte ich mich seit Wochen nicht gefühlt! Ich lernte Autofahren! Und: Niemand hatte gemerkt, dass mit mir irgendwas nicht stimmte.

Beschwingt knallte ich mir an diesem Abend die Spritze rein. Im Bett malte ich mir in schillerndsten Farben meine erste Fahrstunde aus.

»Mein Face hänge ich dabei aber nicht raus!«, nuschelte ich Max noch zu. Dann war ich eingeschlafen, tief und fest.

Die erste Fahrstunde begann recht unspektakulär. Wir trafen uns auf einem riesigen Parkplatz am Zentralstadion. Zum ersten Mal stieg ich in ein Auto auf der Fahrerseite ein und fühlte mich sehr erwachsen.

Günther zeigte mir den toten Winkel, in dem er sich auf beiden Seiten direkt reinstellte. Dann sollte ich beim Kuppeln den Schleifpunkt finden, und das wurde zu einem schwierigen Unterfangen: Ich würgte Günthers riesigen weißen Kombi immer wieder ab.

»Na, Mäusel? Was hast du denn für Gummibeenchen? Machst du denn gar keinen Sport?«

»Im Moment nicht so ...!«

»Dann kriegst du von mir gleich eine Hausaufgabe: Du machst jeden Morgen und jeden Abend vorm Bett hundert Kniebeugen. Ich merke das, ob du das wirklich machst. An der Art, wie du kuppelst.«

»Okay«, erwiderte ich matt. Wenn Günther wüsste, wie viel Kraft es mich an manchen Tagen kostete, überhaupt aufzustehen. Zweihundert Kniebeugen am Tag wären im Moment so was wie mein Tod.

Nach einer halben Stunde hatte ich den Schleifpunkt

gefunden, tuckerte im ersten Gang über den Parkplatz und war völlig erschöpft.

»So, Eule, denk an den Kraftstoff! Schalt mal hoch in den zweiten Gang. Schaltknüppel runter und dann beide Hände sofort wieder in ›Zehn-vor-Zwei-Stellung‹ ans Lenkrad. Mit der Pranke auf dem Schaltknüppel könnt ihr alle fahren, wenn ihr ein paar Jahre den Führerschein habt. Die Hände gehören ans Lenkrad!«

»Günther, entschuldige bitte, könnten wir das auf morgen verschieben mit dem zweiten Gang? Für heute ist mir das genug Fahrerfahrung.«

Günther schien enttäuscht und auch verunsichert.

»Erkläre ich es dir nicht gut?«

»Doch, sehr gut. Es liegt an mir!«

»Was ist denn, Mäusel?«

Ich schluckte und beschloss, zu flunkern.

»Ich hab ein bisschen Angst vor dem Autofahren. Das ist auch der Grund, warum ich erst jetzt meine Fahrerlaubnis mache.«

Günther lachte. »Ach, Eule! Du bist nicht die Erste, die ich auf die Straße kriege! Gut, dann treffen wir uns morgen noch mal auf dem Parkplatz. Nächste Woche geht es dann ins Wohngebiet in die 30er Zone. Ohne Widerrede. Und heute noch hundert Kniebeugen, mindestens!«

Ich schlich nach Hause und haute mich für den Rest des Tages aufs Ohr. Das Mäusel wird wohl nie den Führerschein kriegen, dachte ich. Und dabei guckte ich wahrscheinlich wirklich wie eine Eule aus der Wäsche.

Am nächsten Tag kam Max mit auf den Parkplatz. Erstens wollte ich, dass er Günther kennenlernte, und zweitens sollte er Fotos machen. Ich im Auto – das würden die Kinder kaum glauben.

Günther war gleich interessiert an meinem Anhang und quatschte mit Max wie mit einem alten Bekannten. Dass Max Star an einer Freilichtbühne war, faszinierte ihn, denn jedes Jahr fuhr Günther begeistert zu den Störtebeker Festspielen nach Rügen.

»Dann komm doch mal ins Sauerland. Wir spielen Karl May, das ist auch spannend!«

Ich freute mich. Mit dieser Einladung gab mir Max zu verstehen, dass er meinen Fahrlehrer genauso prima fand wie ich. Und auch Günther fühlte sich sichtlich wohl, denn er ließ meinen Liebsten sogar mit ins Auto steigen und von der Rückbank aus ein paar Bilder schießen.

Heute fand ich sogar den Schleifpunkt viel schneller.

»Siehste, Mäusel, die Kniebeuge wirken schon!«, lobte Günther.

Das dicke Ende kam erst, als mir Max zu Hause die Fotos auf seiner Digitalkamera zeigte. Besonders die von hinten zeigten ein verheerendes Bild: Meine Haare, die ich immer noch fleißig wachsen ließ, hatte ich mir zu einem kleinen Zopf gebunden. Und dieser kleine Zopf sah aus wie eine Lunte. Außerdem schimmerte am Hinterkopf die Kopfhaut durch.

»So dünn sind meine Haare?«, fragte ich Max entsetzt.

Mir selbst war das gar nicht aufgefallen. Ich hatte nun weiß Gott keine Mähne, aber das da auf den Fotos konnte doch nur schlecht getroffen sein. Oder?

»Max, das liegt doch am Licht? Das sieht doch hinten nicht wirklich so aus. Mein Zopf ist doch wirklich viel dicker?«

Max guckte auf mich und dann aufs Foto. Und dann sagte er: »Nein, Susanne. Das sieht schon so aus wie auf dem Foto. Du hast sehr feines Haar ...«

»Waaaas? Wie lange ist denn das schon so? Das ist doch untragbar!«

»Das ist schon länger so. Ich sehe dich ja jeden Tag, wie lange das schon so ist, kann ich nicht genau sagen. Ich hab dich ja mit kurzen Haaren kennengelernt und seitdem lässt du wachsen. Ich weiß nicht, wie du früher mit langen Haaren aussahst.«

»Nicht so! Das ist ja schrecklich! Das ist das Interferon! Das ist der Haarausfall, der im Beipackzettel steht.«

»Dann schneid sie doch wieder ab. Du bist sexy mit kurzen Haaren!«

»Auf gar keinen Fall!«

Ich wollte so weit wie möglich weg sein von einem eventuellen Krebs-Look. Und dafür brauchte ich lange Haare.

»Ich lasse mir Extensions machen! Und zwar gleich am Montag, noch vor der nächsten Fahrstunde!«

Und so geschah es. Meine Friseurin hatte mich dazwischengeschoben und versuchte nun mit zusammengebissenen Zähnen, Echthaarsträhnen an mein übriggebliebenes Hauptjahr zu schweißen.

»Ich will nicht, dass man die Bondings sieht! Ich muss zusehen, dass dein Deckhaar die Verbindungsstellen noch abdeckt.«

»Sind meine Haare denn so viel dünner geworden?«

»Ganz ehrlich: Das ist ein Bruchteil von dem, was du mal hattest. Und das ist ziemlich schnell gegangen. Bei deinem letzten Besuch war das noch nicht ganz so schlimm.«

Ich hatte den Haarausfall nicht bewusst bemerkt. Wie konnte das denn gehen?

»Das wächst wieder. Sobald die Chemo vorbei ist, kommt das alles wieder. Ich hatte schon einige Kundinnen, die das durchgemacht haben.«

»Interferon heißt das bei mir.«

»Interferon, gut. Wir müssen nur aufpassen, dass das Gewicht der Extensions deine Haare nicht auch noch schädigt.«

»Ich will das jetzt aber.«

»Dann sollst du es auch bekommen.«

Zwei Stunden später tuckerte ich mit Günther eine Nebenstraße entlang und beachtete die Vorfahrt. Ich schwitzte Blut und Wasser, und mein Kopf puckerte, als hätte ich zu straff gewickelte Lockenwickler drauf. Aber ich fühlte mich gut. Mangel erkannt, Mangel behoben!

»Eule, du musst dich besser konzentrieren! Wäre einer von rechts gekommen, der wär dir drin gewesen, so wie du hier vorpreschst. Es wird laaaangsaaam an die Einmündung rangefahren!«

Prompt würgte ich den Motor ab.

»Machst du deine Kniebeugen, wie ich es dir gesagt habe?«

»Hmmm«, log ich und wischte mir den Schweiß von der Oberlippe.

»Wir fahren mal rechts ran und pausieren kurz.«

Dankbar folgte ich Günthers Anweisung und fuhr mir erschöpft durch die Haare, sobald wir standen. Günther beobachtete mich.

»Mäusel, du hast je echt feine Haare. Mach dir doch mal eine Kaltwelle! Da wirken die kräftiger! Hat meine Frau früher auch immer gemacht. Sah super aus!«

Entsetzt guckte ich meinem Fahrlehrer ins Gesicht. Zwei Tage später saß ich wieder beim Friseur.

»Mach mir mal bitte überall Strähnen dran, wo es noch geht. Und auch längere.«

Diesmal hatte ich wirklich den ganzen Kopf voll. Nur eine hauchdünne Schicht Eigenhaar blieb frei, um die Verbindungsstellen gerade so zu überdecken. Der Rest war fremdgepimpt und ergab nun eine recht ordentliche Langhaarfrisur.

Stolz schmiss ich meinen Zopf von der einen zur anderen Schulter. So konnte man sich doch wieder sehen lassen.

»Hey, wow! Du hast eine Haarverlängerung! Geil!«, rief mir eine Mitfahrschülerin prompt schon vor dem Eingang entgegen, als ich zur nächsten Theoriestunde lief. Stolz nickte ich. Endlich mal wieder up to date.

»Na hoi! Du siehst ja heute heiß aus!«, begrüßte mich dann auch Günther an der Tür.

Ich sonnte mich in den Komplimenten. Doch meine Überlegenheit sollte nicht lange währen. Nach dem Unterricht nahm mich Günther zur Seite.

»Sag mal, Mäusel? Noch mal wegen deiner Haare. Ich hab dich heute die ganze Zeit angeguckt. Die sind doch viel länger als sonst. Hast du eine Perücke auf?«

Meine Tränen flossen los, noch bevor ich überhaupt über den Sinn seiner Worte nachdenken konnte. Natürlich konnte sich ein handfester Mann wie Günther so einen plötzlichen Haarzuwachs nicht anders erklären. Höchstwahrscheinlich hatte er den Begriff »Extensions« noch nie gehört. Ich aber hörte nur »Perücke« und dachte sofort an »Krebs-Glatze«.

»Mäusel!« Günther guckte ganz erschrocken.

»Ich hab keine Perücke. Noch nicht. Aber wenn das so weiter geht, muss ich vielleicht bald eine haben!«, sprudelten die ganzen stummen Sorgen der letzten Tage heraus. »Günther, ich hab Krebs. Ich muss mich dreimal die Woche selber spritzen. So ähnlich wie bei einer Chemotherapie. Und jetzt gehen mir offensichtlich die Haare aus, und ich hab mir Extensions drangemacht. Das ist eine künstliche Haarverlängerung. Günther, ich hab gar keine Angst vorm

Autofahren. Mich strengt das alles nur furchtbar an, und manchmal kann ich mich nicht so gut konzentrieren.« Ich atmete tief durch.

»Mäusel!«, sagte Günther wieder. Ganz liebevoll.

»Schmeißt du mich nun raus?«

»Na, so ein Quatsch. Du Eule! Ich gehe mal davon aus, dass du dich selbst einschätzen kannst und lieber vorher absagst, anstatt einen Unfall zu bauen. Wir machen schön weiter. Jetzt kann ich mich ja darauf einstellen. Wenn du gar kein Angstfahrer bist, dann können wir auch schon andere Sachen machen, die ich eigentlich noch aufgeschoben habe. Du hättest mir das auch gleich sagen können!«

»Ich hatte ein bisschen Angst.«

»Aber vor mir doch nicht.«

»Ja, das weiß ich jetzt auch.«

»Komm mal her!«

Günther nahm ich beherzt in den Arm.

»Bis nächste Woche! Da üben wir schön Kreisverkehr!«

»Okay, bis dann!«

Ich schnäuzte mir die Nase und ging Richtung Tür. Als ich schon fast draußen war, rief mich Günther noch einmal zurück.

»Sag mal, die Kniebeugen, die ich dir aufgetragen hatte, die machst du wohl dann auch nicht?«

Ich verneinte weinerlich. Günther grinste breit.

»Dafür kuppelst du aber inzwischen schon ganz gut. Mach's gut, meine Eule!«

Die Wochen zogen vorbei. Max' Abreise ins Sauerland stand kurz bevor. Diesmal graute mir ganz schrecklich, ich würde drei Monate alleine in der Wohnung sein. Mit Tina verstand ich mich inzwischen blendend, aber ich hatte mich dermaßen an die Zweisamkeit gewöhnt, dass ich nicht mehr solo sein wollte. Auch nicht auf Zeit.

»Glöckchen, du machst mal schön und ganz in Ruhe deinen Führerschein. Und außerdem sehen wir uns doch ganz oft!« Max küsste mich. Wir hatten uns einen peniblen Plan erstellt, wann ich auf Besuch kommen konnte – und das war sehr oft. Vorausgesetzt, ich fühlte mich.

Denn inzwischen hatte sich der Frühling in eine Sommerglut verwandelt, und ich übergab mich in Dauerschleife. Hitze bekam mir gar nicht, und ich schaffte es nur noch mit Ach und Krach zu Günther. Der passte seinen Unterricht jedes Mal aufs Neue umsichtig an mich an, und inzwischen war ich schon ganz gut in meiner Fahrpraxis.

»Mäusel, wann fährt dein Schauspieler weg?«

Günther und ich hatten ein angenehmes Vertrauensverhältnis zueinander aufgebaut und erzählten uns während der Stunden zwar nicht alles, aber viel.

»Nächsten Samstag!«

»Da hatte ich mir das richtig gemerkt. Das ist gut! Nächsten Samstag hast du dann gleich mal was Schönes vor. Wir machen alle Autobahnstunden. Und fahren dafür nach Warnemünde!«

»Wirklich? Bin ich denn schon so weit?«

»Na klar, die Überlandfahrten haben doch alle gut geklappt!«

An zwei Freitagen, also quasi ungespritzt, waren wir einmal Richtung Chemnitz und das andere Mal, noch mit zwei weiteren Fahrschülern im Gepäck, nach Potsdam gedüst und hatten dort sogar alle zusammen Mittag gegessen. Wir bestellten alle Spargel. Ich schaffte nicht mal ein Viertel von meiner Portion.

»Also Eule, das verstehe ich nicht! Ich würde niemals den guten Spargel liegen lassen.«

Wortlos, aber mit einem mahnenden Blick schob ich Günther meinen Teller rüber und sah, wie es sofort um seine Augen kaum merklich zuckte. Zwischen uns beiden war der Krebs inzwischen ein offenes Buch, aber bis heute wusste keiner der anderen Fahrschüler um meine Krankheit. Und so sollte es eigentlich auch bleiben.

»Naja, du hattest aber auch eine ganz besonders große Portion. Eigentlich ungerecht!«, sagte Günther etwas zu laut. Dann mussten wir beide grinsen. Und jetzt sollte es also bis an die Ostsee gehen. Ich empfand es als eine Spitzenidee, die ganzen Sonderfahrstunden in einer Tour abzustottern. Günther war schon eine gute Wahl. Ich lachte ihn an.

»Ich freue mich drauf!«

»Ja, da gehen wir auch wieder schön essen. In den ›Teepott‹. Da gibt es lecker Fisch!« Voller Vorfreude rieb er sich die Hände. Und dann setzte er hinzu: »Du kannst diesmal auch so viel liegen lassen, wie du willst!«

Ich ließ fast alles liegen. Und auch die Ostsee, die ich seit Kindheitstagen über alles liebte, ließ mich seltsam kalt. Innen war ich so gut wie taub. Leer. Ausgebrannt. Ich saß am Strand und konnte mich über keine Welle freuen, über keine Möwe und auch über kein juchzendes Bade-Kind. Auch nicht über meine gut gelungene Highway-Fahrt. Ich fühlte weder Aufregung noch Befriedigung. Nichts. Da war nichts mehr. Selbst als Günther im ›Teepott‹ die Kellnerin noch mal zurückschickte, damit sie zur Rechnung ein paar Bonbons holte, konnte ich mich darüber nicht amüsieren. Als wär ich kalt. Oder schon abgestorben. Ich hatte mich die letzten Monate oft enorm niedergeschlagen gefühlt, aber dieser Zustand hatte eine neue Qualität.

Als ich K.S. fragte, was das sein könnte und ob die Fahrschule vielleicht doch zu anstrengend für mich wäre, schüttelte mein Psychologe langsam den Kopf.

»Nein, daran liegt es nicht. Es ist sogar ein gutes Zeichen, dass Sie das noch machen. Das, was sie fühlen oder auch nicht fühlen, das sind die Symptome einer Depression. Sehr häufig bei Interferon.«

»Das fühlt sich furchtbar an. Viel schlimmer als das Kotzen, das kein Hungerhaben, die Gliederschmerzen. Ich fühle mich gar nicht mehr wie ich.«

»Hm, das sehe ich auch Ihren Augen an. Sie haben einen ganz müden Blick.«

»Das ist schrecklich!«

»Einige der Interferon-Patienten hören an diesem Punkt auf. Spätestens. Es gibt viele, die die Therapie auf Eigenverantwortung abbrechen.«

»Das kommt gar nicht in Frage. Ich ziehe das durch!«

Und das meinte ich auch so. Wenn ich abbrechen würde und dann käme irgendwann der Krebs zurück, würde ich mir das nie verzeihen. So hätte ich wenigstens alles getan, aus schulmedizinischer Sicht.

»Ich breche nicht ab. Und meine Fahrerlaubnis schnappe ich mir jetzt auch noch!«

Zwei Wochen später und drei Tage vor meinem 29. Geburtstag bestand ich die Theorieprüfung mit einem Fehler. Zwei hätte ich machen können.

Dann fuhr ich zu Max, um an meinem Ehrentag bei ihm zu sein. Nur bei ihm. Ich wollte das Gegenteil zum Vorjahr. Keine Party. Kein Aufhebens. Leise Ruhe. Max respektierte meinen Wunsch und hielt mich fast den ganzen Tag still in seinen Armen. Ich hätte gerne geweint, aber nicht mal das konnte ich noch. Grauschwarze Welt trotz Sommersonne.

Als ich nach ein paar Tagen zurück nach Leipzig kam,

begann gerade die Fußball-WM. Mein Telefon klingelte René.

»Liebe Maus, schön, dass du wieder da bist. Wir zwei gehen morgen gleich mal zum Public Viewing ins Stadion.«

»Och nee, René, bitte nicht. Die ganzen Menschen da, das wird mir alles zu viel!«

»Du musst auch mal raus ...«

»Geh ich doch. Zum Arzt, zum Therapeuten, zur Fahrschule. Ich war doch auch eben erst bei Max«, erwiderte ich eine Spur zu zickig. Ich fühlte mich unter Druck gesetzt.

»Du weißt genau, dass ich das nicht meine. Bei aller Liebe und Verständnis, das ich wirklich für dich habe. Aber ich merke, wie du dich immer mehr von uns zurückziehst. Und das ist nicht gut. Für dich nicht und für uns auch nicht. Wir verbringen nämlich gerne Zeit mit dir. Und du fehlst uns nun mal.«

Ich schluckte. »Gut, ich komme mit. Aber nur dir zuliebe. Und ich jubele nicht und ich fiebere auch nicht mit.«

»Das machst du richtig, meine Maus!«, freute sich René.

Ich johlte wirklich nicht und musste Unmengen an Wasser trinken, das mir René alle fünf Minuten neu vom Stand holte, damit mir der Kreislauf nicht abklappte. Aber es war insgesamt besser als gedacht. In den Massen des Zentralstadions kam ich mir herrlich klein und unbedeutend vor. Ich dachte an das Depeche-Mode-Konzert, bei dem mich vor gut einem Jahr die Angst schier zerrissen hatte, und ich war dankbar, dass ich noch da war auf der Welt. Ich dachte an Toni und an Max. Und fragte mich, ob es so was wie ein Schicksal wirklich gab.

In einer Sekunde des Übermuts zog mir René unbeschwert an meinem langen, sorgsam im Fischgrätenmuster geflochtenen Zopf.

»Siehst aus wie Rapunzel, Maus!«

»Vorsichtig, da dran ist nichts echt!«

Mir waren inzwischen einige Extensions ausgefallen, natürlich samt den richtigen Haaren dran, und ich hatte mir für heute extra noch künstliche Haarsträhnen an den Kopf gesteckt.

René wurde blass. »Sieht man gar nicht.« Er lachte bemüht fröhlich.

Ich gab ihm einen Kuss und fragte mich, wie ich nur einen so treuen Freund wie ihn verdient hatte.

»Ich bin froh, dass ich mitgekommen bin«, sagte ich und meinte es ernst.

Deutschland gewann. Als ich mit René den kurzen Weg zu meiner Wohnung schlenderte, war um uns rum nur Jubel, Freude und wildes Getröte. Ich war eine Außerirdische. Und dennoch spürte ich, dass sie noch da war, meine Lust am Leben. Wenn auch nur in einem ganz entlegenen Winkel meines Herzens.

Einen Monat später stand meine praktische Prüfung kurz bevor. Die letzten Wochen hatte ich immer mehr abgenommen, und auf der Waage bewegte ich mich beängstigend nah am 40-Kilo-Strich. Günther bekniete mich auf unseren Fahrten immer öfter, es mal mit Aloe Vera zu versuchen. Doch ich winkte immer wieder ab. Als misstrauische Fernsehtante wollte ich dieses Thema erst mal durchrecherchieren, ehe ich meine Hoffnungen auf etwas setzte; und dafür war ich leider zur Zeit viel zu schwach. Zwischen den Fahrstunden lag ich nur noch in der Wohnung und starrte teilnahmslos an die Decke. Tina lag meistens auf mir und versuchte, auf ihre Weise Trost zu spenden.

»Über das Aloe Vera reden wir ein andermal«, sagte ich einen Hauch zu streng zu Günther.

»Ich meine es doch nur gut. Guck mal, du siehst doch niedlich aus. Das wäre doch wirklich schade um dich.«

Seit Wochen musste ich das erste Mal wieder herzhaft lachen. Ja, das wäre es wirklich!

Am Tag vor der praktischen Prüfung holte ich auf dem Nachhauseweg noch schnell Katzenfutter. Vor der Drogerie lief ich einem alten Klassenkameraden direkt in die Arme. Das passte mir gar nicht. Jahrelang und in der Blüte meiner frühen Erwachsenenzeit hatte ich niemanden aus der Schule getroffen. Jetzt war ich ein Schatten meiner selbst, und schon passierte es.

Aus Eitelkeit – und weil der zweite Satz nach der Begrüßung natürlich »Wie geht es dir« war – sagte ich beinahe sofort:

»Nicht so gut. Ich bin ziemlich krank gerade.«

Der Schulkamerad nickte ohne Überraschung, taxierte mich von oben nach unten und antwortete zumindest für mich völlig emotionslos: »Das sieht man schon von Weitem. Dass du Magersucht hast.«

Am Morgen danach fiel ich durch meine praktische Prüfung. Nach zwei Minuten Fahrzeit. Ich hatte die ganze Nacht nicht geschlafen, weil ich mir aus Verzweiflung die Augen aus den Höhlen geheult hatte.

»Mäusel, denke da nicht drüber nach!« Günther sprach mir Mut zu, so gut er konnte. Es war kurz nach zwölf, und wir saßen in der Taxi-Gaststätte, in die er mich jetzt immer öfter mitnahm.

»Ich muss doch aufpassen, dass du wenigstens ein paar Happen isst. Das bin ich auch deinem Schauspieler schuldig. So, nun noch das kleine Stück Kartoffel und einen Happs Schnitzel!«

Günther zwinkerte, und ich freute mich, dass Max ihn offensichtlich so beeindruckt hatte.

»Wir machen einfach noch ein paar Fahrstunden, damit du mehr Routine kriegst!«

Ängstlich dachte ich an meinen Kontostand. Die Fahrschule hatte mich schon viel mehr gekostet, als ich eingeplant hatte. Nicht weil Günther so teuer war, sondern weil ich für manche Sachen dann doch länger als normal gebraucht hatte. Lustigerweise nicht fürs Einparken. Dazu kamen noch die Kosten für meine ganzen künstlichen Haare. Aber jetzt aufgeben, das wollte ich nicht. Ich stand so kurz vorm Ziel.

Und deshalb biss ich die Zähne zusammen, als ich ein paar Wochen später die Prüfungsgebühr zum zweiten Mal aus dem Geldautomaten zog.

Bei der letzten misslungenen Prüfung war bombiges Sonnenwetter gewesen. Diesmal goss es wie aus Kübeln. Man konnte kaum die Hand vor Augen sehen, und die Scheibenwischer hatten Mühe, die Wassermassen beiseite zu klatschen.

Ich bestand mit Bravour.

Günther schenkte mir zum Abschluss eine DVD mit Fotos, die er auf unseren Touren geschossen hatte.

Einen Tag später rief ich alle meine Freunde an, wir johlten und machten Autofahrerwitze. Und Tina hatte eine ganz besondere Überraschung parat.

»Meine … jetzt kann ich es dir ja endlich sagen, meine Mama hat seit Wochen ein Auto für dich reserviert!«

Ihre Mutter arbeitete in einem Autohaus. Wir mochten uns ausgesprochen gut leiden.

»Ehrlich?«

»Ja!«, quietschte Tina. »Einen schwarzen MINI, gebraucht. Zu einem Spottpreis! Am besten, du gehst morgen gleich zu ihr auf Arbeit. Ich sag Bescheid. Und dann rollst du wie eine feine Dame vom Hof. Du brauchst ja auf jeden Fall Fahrpraxis!«

Ein Auto. Das war finanziell eigentlich nicht mehr drin. Aber Tina hatte recht. Wozu hatte ich einen Führerschein, wenn ich nicht fuhr?

Ich wartete auf den nächsten Krankengeldeingang und kaufte den Wagen. Ich war zwar wieder genauso pleite wie früher, hatte nun aber für meine Kröten wirklich mal etwas Besseres als Klamotten: mein ganz persönliches Stückchen Freiheit.

Am folgenden Tag fuhr ich ins Sauerland zu Max. Am Steuer meines eigenen kleinen Autos.

Die Hände hatte ich natürlich in Zehn-vor-Zwei-Stellung.

8. IM KOKON

»Sagen Sie mal, haben Sie sich Rastazöpfe oder so was ähnliches gemacht?«, fragte mich Dr. M. begeistert. Er kontrollierte meine Kopfhaut auf verdächtige Stellen, und dafür musste er sich durch den Wust an angeschweißten Haaren wühlen, die er offensichtlich für Rasta-Reste hielt.

»Wann hatte ich denn jemals Rastazöpfe? Das hätten Sie doch als Erster gemerkt. Ich bin doch ständig hier.«

Dr. M. und ich sahen uns mindestens alle acht Wochen und mochten uns nach wie vor. Und offensichtlich mochte Dr. M. auch Rastamädchen, denn diese Fragen stellte er mir jetzt schon beim dritten Termin in Folge. Sonst hatte ich seine Frage immer nur mit einem schlichten »Nein« beantwortet, und er beließ es dabei. Heute wollte er es offensichtlich doch genauer wissen.

»Was ist denn dann das da hier in ihren Haaren? Warum sehen die denn so komisch aus?«

»Das sind Extensions. Echthaarsträhnen, die ich mir reingemacht habe, weil meine Haare durch das Interferon von Woche zu Woche dünner geworden sind. Die harten Stellen, das sind die Verbindungen.«

»Aha ... Und das bringt was?«

Männer, wenn sie nicht gerade Friseure waren, hatten für Sperenzchen wie diese offensichtlich null Verständnis.

»Ohne hätte ich nur noch so Babyflaum auf dem Kopf.«

»Ja, aber das müsste bald wieder anfangen nachzuwachsen. Dann haben Sie eine echte Zweitfrisur, wenn die neuen Haare kommen.« Dr. M. kicherte.

»Schön, dass sie sich so freuen! Wann passiert das denn?«

»Das geht eigentlich relativ schnell, innerhalb weniger Wochen sollten Sie was merken! Wann haben Sie denn das letzte Mal gespritzt?«

»Am Freitag!«

»Also ist heute der erste Montag ohne Spritzen? Da machen Sie doch bestimmt was Schönes?«

»Wir wollen mal einen kleinen Sekt trinken.«

»Heute darf es auch ein großer sein!«

Ich seufzte auf. Obwohl ich diesen Tag seit Monaten herbeigesehnt hatte, fühlte ich statt Triumph Nervosität. Und: Ich war einfach komplett abgerockt.

»Was machen denn Ihre Darmblutungen?«

Obwohl Dr. M. mein Arzt war, wurde ich rot.

»Naja, nicht mehr ganz so schlimm.«

»Aber schon noch?«

»Hmm.«

Vor ein paar Wochen war ich beinahe vom Klo gekippt vor Schreck, und als ich in der Uniklinik davon erzählte, war ich wenige Tage später mittendrin in einer Darmspiegelung. Als ob das nicht schon respekteinflößend genug gewesen wäre, kam verschlimmernd immer noch der Verdacht »neuer Krebs« dazu, den ich den Ärzten spielend leicht von den ernsten Gesichtern ablesen konnte. Man fand nichts, und Hämorrhoiden hatte ich auch keine. Nur Interferon-Therapie. Die nun aber direkt vor ihrem Ende stand.

»Warum freue ich mich denn gar nicht so, dass ich heute nicht mehr spritzen muss?«

Dr. M. guckte mich ernst an.

»Weil Sie im Moment noch unter dem Medikament stehen. Sie haben stark abgenommen. Grippesymptome? Depressive Stimmung?«

»Auch alles noch.«

»Was hat denn Prof. S. in letzter Zeit gesagt?«

»Dass ich ganz gut durchhalte. Aber ich glaube, er ist auch froh, wenn es bald aufhört.«

»Und was denken Sie?«

»Ganz ehrlich? Dass ich langsam, aber sicher die Schnauze voll habe. Ich hab ernsthaft keinen Bock mehr aufs Kranksein. Ich hab alles eingesehen, dass man Geduld haben muss, dass Krebs eine einschneidende Sache ist, dass Nebenwirkungen dazugehören. Aber ich will endlich wieder normal werden. Ich hab nämlich immer mehr das Gefühl, dass das gar nicht mehr geht. Dass mein Körper und auch meine Seele inzwischen längst versaut sind. Und ich habe Angst, weil wir früher aufhören als geplant.«

Die »verschriebenen« 18 Monate waren fast rum, aber noch nicht exakt. Ein paar wenige Wochen fehlten noch auf meinem Abrisskalender. Und obwohl alle von Dr. M. bis Prof. S. mehrfach beteuert hatten, dass es auf eine so geringe fehlende Zeit erstens nicht ankam und sich die volle Wirkung zweitens schon längst aufgebaut hatte, war mir nicht ganz wohl bei dem Gedanken. Zweifel, Müdigkeit, Aufregung – das kam nun alles zusammen. Ich atmete tief aus. Jetzt war er raus, mein ganzer Frust.

»Und ich will wirklich nicht undankbar sein!«, setzte ich noch schnell hinterher. »Sie sind hier alle ganz toll und wollen nur mein Bestes. Ich bin dankbar, für die tolle Behandlung und das ganze Team!«

Das stimmte wirklich. Nicht nur Dr. M., auch alle anderen Ärzte, die für mich da waren, wenn er im OP stand, und die zwei lieben Schwestern und der superwitzige Pfleger der Tumorsprechstunde – sie waren mir alle ans Herz gewachsen. Ich hatte mich nicht nur an diesen neuen Lebensradius gewöhnt, ich hatte ihn und seine Menschen angenommen. Und trotzdem: Es musste endlich mal Schluss sein mit der ganzen Leiderei. Mein Körper hatte es mehr als deutlich gezeigt. So deutlich, dass es selbst den Ärzten zu viel geworden war. Schon seit einiger Zeit sprachen sie davon, die Therapie endlich auslaufen zu lassen.

Mein Soll sei mehr als erfüllt. Und nun hatte ich mich geschlagen gegeben.

»Es wird bald wieder aufwärts gehen! Ich verspreche Ihnen, es wird, sobald Sie nicht mehr spritzen, von Tag zu Tag besser. Höchstwahrscheinlich haben Sie dann schon bald die Kraft, auch wieder beruflich richtig durchzustarten. Können Sie denn immer noch zum MDR zurück?«

»Ja, nach wie vor. Und das empfinde ich als großes Geschenk.«

»Die werden schon wissen warum«, zwinkerte Dr. M., und ich spürte Stolz in mir aufsteigen.

»Das wird alles ganz prima! Ansonsten sieht es auch gut aus. Wir müssen ein paar Leberflecke beobachten und nach wie vor gilt: Was verdächtig aussieht, kommt lieber weg. Es ist wichtig, dass Sie weiterhin engmaschig in die Tumorkontrolle kommen. Mit der Zeit werden die Abstände größer, aber auch wenn die zehn Jahre dann rum sind: Mindestens einmal im Jahr ist ein umfassender Besuch beim Hautarzt Pflicht.«

Dr. M. guckte bedeutungsschwanger. Ich musste lachen.

»Wird das hier das große Therapieabschlussgespräch? Das weiß ich doch! Ich hab im Januar schon wieder den nächsten Termin.«

Bedeutungsschwangeres Weitergucken. Dann sagte Dr. M.: »Im Januar bin ich nicht mehr hier.«

Stille.

»Ich wechsle die Klinik. Ich freue mich sehr auf die neuen Aufgaben. Und Sie werden auch bald wieder neue Aufgaben haben. Und das wünsche ich Ihnen: eine richtig gute Lebenszeit!«

Und dann zwinkerte er mich durch seine Arztbrille an.

Er hatte mich gerettet. Und jetzt musste er weiterziehen.

Ein neuer Winter kam. Ein ganz anderer als im Jahr zuvor. Die Rastlosigkeit, die ich eigentlich schon mein Leben lang in mir verspürt hatte, war so gut wie verstummt. Eines Abends saß ich allein in meiner Wohnung am Küchentisch. Ich hatte nur ein paar Kerzen und kleine Lampen angemacht und mir kam es so vor, als würde alles im Widerschein des gemütlichen Lichts glitzern. Auf dem Sofa räkelte sich Tina und bettelte mit einem leisen Miauen um eine Streicheleinheit. Sie war meine Freundin geworden und in ihrer amazonenhaften Zickigkeit auch mein Krafttier. Manchmal träumte ich nachts von ihr. Sie konnte dann sprechen und verwandelte sich ab und zu sogar in ein kleines freches Mädchen mit braunen Locken. Vor mir dampfte eine Tasse Detox-Tee, und alles war ruhig und sanft. Wohligkeit blinzelte mich aus jeder Ecke an. Ich fühlte mich zu Hause. Ich dachte an Max, und mein Herz sprudelte über. So viel Gutes hatte seinen Ursprung in ihm. Ich war demütig und fühlte Zufriedenheit in mir aufsteigen. Es hatte sich ausgehadert, ein bisschen zumindest. Schlapp und matt war ich zwar immer noch, und ich wusste, dass meine positive Stimmung auch jeden Moment in tiefe Niedergeschlagenheit umschlagen konnte. Essen konnte ich auch noch nichts. Aber ich spürte, dass es von Woche zu Woche ohne Spritzen aufwärts ging.
Und morgen würde ich in meine zweite Reha fahren. Den kompletten Dezember bis Silvester. Inklusive Weihnachten. Es ging an die Ostsee.

Diesmal fuhren wir mit dem Zug: Ab Berlin saß ich mit sieben anderen im Großraumabteil, und mir war schon weit vor dem endgültigen Stopp in Ahlbeck klar, dass wir alle ein Ziel hatten. Mittlerweile hatte ich einen Blick für Patienten. Als wir vor dem kleinen Bahnhof auf den Bus warteten, der uns abholen sollte, vermisste ich wie wahnsinnig Heike. Nicht, weil ich Gesellschaft brauchte. Mittlerweile konnte ich Ruhe mit mir alleine nicht nur ziemlich gut genießen, ich brauchte sie regelrecht. In letzter Zeit kriegte ich schon eine enge Kehle, sobald ich mich auch nur vereinnahmt fühlte. Ich hatte mühsam gelernt, mich von mir komischen Leuten zu distanzieren. Mit bangem Blick schaute ich deshalb auf meine berufliche Zukunft und die damit einhergehenden Zwangsgemeinschaften. Schon im neuen Jahr wollte ich wieder arbeiten gehen. Voller Hoffnung, bis dahin wieder fit zu sein, im Kopf, im Bauch, in den Beinen. Und die Wochen in Ahlbeck sollten den Grundstein dafür legen!

»Ich will bitte alles mitmachen, was geht. Jeden Sport. Gerne auch Muskelaufbau und Cardiotraining. Am besten, Sie teilen mich überall ein!«

Mein neuer Kurarzt lachte. Die Visite fand nicht auf dem Zimmer, sondern in einem Behandlungsraum statt, und ich musste dort erscheinen, noch bevor ich die Koffer ausgepackt hatte. Der Ton war hier etwas zackiger als in Schmannewitz, das Haus war wesentlich größer und anonymer. Mir sollte es recht sein – ich wollte zurück in den Arbeitsalltag trainiert werden.

»So was hören wir ja nicht so oft. Viele wollen sich gerne erst mal ausruhen.«

»Ich muss fit werden. Ich fühle mich noch viel zu zerbrechlich.«

»Na, dann gucken wir mal, dass wir einen schönen Plan für Sie machen!«

Man hatte mich beim Wort genommen. Mein Stundenplan platze aus allen Nähten. Ich hetzte von Behandlung zu Behandlung, vom Fahrradfahren zur Schultergymnastik, und beinahe jeden Tag musste ich direkt nach dem Mittagessen auf den Crosstrainer. Nach vier Tagen war ich leichenblass und hatte die Klinik noch nicht einmal verlassen. Ich wusste zwar, dass ich das Meer direkt vor der Tür hatte, gesehen hatte ich es aber noch nicht. Und auch das sympathische Mädchen an meinem Tisch im Speisesaal sah ich nur zwischen Tür und Angel. Trotzdem war sie mir schon nach wenigen Tagen sehr nah. Vanessa war ein blondes Wesen von nordischer Noblesse. Sie hatte riesige Augen und eine kranke Lunge. Wir waren gleichalt und beide genauso dankbar wie fassungslos darüber, dass wir hier sein mussten. Oft kamen wir völlig abgehetzt zum Essen und sahen von morgens bis abends aus, als hätten wir ein 24-Stunden-Abo in der Muckibude: Jogginghose, ungeschminkt, Haare aufgeknödelt. Nur unsere Oberteile unterschieden sich, während ich oft in Shirts mit Glitzeraufdruck rumlief, trug Vanessa jeden Tag ein anderes schmuckes Polohemd.

Nach einer knappen Woche sah Vanessa beim Abendbrot sehr elegant aus. Sie trug einen Kashmirpulli, und ihr Haar glänzte satt unter dem Lampenschirm, der direkt über unserem Tisch baumelte. Sie strahlte mich an.

»Du siehst ja heute besonders schön aus!«, freute ich mich.

»Ich war beim Friseur! Im ›Salon Sonnenschein‹ in Heringsdorf!«

Meine neue Kurfreundin platze fast vor Stolz. Nicht nur, weil sie die Haare schön hatte, sondern weil Heringsdorf knapp vier Kilometer entfernt war. Für uns ein Mega-Fußmarsch!

»Ach Mensch, wie toll! Ich würde auch so gerne zum Friseur. Ich ertrage den ganzen Fake auf meinem Kopf nicht mehr! Am liebsten hätte ich alles runter, und wenn ich dann ne Halbglatze habe, dann hab ich eben Pech. Da muss ich eine Meckifrisur tragen!«

Vanessa lachte. Während der drei Mahlzeiten, die wir täglich miteinander hatten, war unser Vertrauensverhältnis schnell gewachsen. Krankheit verband und schaffte Verbindlichkeit. Wir sprachen über Mode und Todesangst im beinahe gleichen Atemzug.

»Dann geh doch da auch mal hin! Das ist eine prima Friseurin, eine Meisterin, die kriegt bestimmt was Tolles hin. Und so gesehen: Die schneidet mitten in einem Reha-Mekka. Du bist bestimmt nicht das erste Chemo-Opfer!«

Ich guckte Vanessas Mähne an, die alles andere als nach Dorffriseur aussah.

»Du brauchst aber mindestens vier Stunden: Je eine Stunde hin und zurück und dann das eigentliche Frisieren.«

»Nächsten Dienstag ist mein erster freier Nachmittag!«

Unsere Therapiepläne wechselten ständig, es war also fraglich, ob ich noch mal so ein Glück haben würde.

»Dann ruf da am besten morgen sofort an!«

Ich bekam einen Termin direkt um 14 Uhr, das hieß, dass ich sofort nach dem Mittagessen loslaufen musste. Es war mein erster Ausgang, seit ich in Ahlbeck gelandet war.

Als ich den zugeschneiten Strand betrat, stockte mir der Atem. Ich war allein im Reich der Schneekönigin. Die Ostsee war zugefroren, so weit ich gucken konnte. Sanfte Wellen aus Eis, bis zum Horizont. Dünen, Bäume, die Bäderarchitektur an der Promenade über mir – alles weiß. Ich hörte nichts außer dem von meinen Schritten knirschenden Schnee und meinen keuchenden Atem. Ich war eingepackt in weiche Watte. Eine Vakuum von geheimnisvoller Größe. Als ich nach über einer Stunde beim Friseur ankam, hatte ich beinahe Mühe, mich dieser fast künstlichen

Welt zu entwinden. Die Friseurmeisterin nahm mir mit einem resoluten Satz diese Aufgabe ab.

»Das Gestrüpp hier muss weg!«, waren ihre ersten Worte in Hinblick auf meine inzwischen recht zotteligen Strähnen.

»Ja, so ähnlich hatte ich auch gedacht. Ich glaube nur, dass ich ohne die Extensions kaum Haare habe.«

»Von der Länge sollten Sie sich sowieso trennen. Die erdrückt sie ja völlig!«

»Ich will nur nicht total krank aussehen. Ich habe ziemlich harte anderthalb Jahre hinter mir und will bald wieder arbeiten gehen. Und dort soll bitte niemand denken: ›Ach Gott, die Arme!‹ ...«

Obwohl ich vor Vanessa am Tisch noch große Reden geschwungen hatte, war wie ein Mecki aussehen natürlich das Letzte, was ich wollte. Um ehrlich zu sein: Ich wollte gut aussehen. Und gesund.

»Das kriegen wir schon hin. Wir machen erst mal die Strähnen raus, und dann gucken wir, was uns erwartet. Am besten ist, Sie lesen oder gucken aus dem Fenster und mal nicht in den Spiegel.«

Ich las. Im »Anti-Krebsbuch«, das ich mir extra mitgebracht hatte. Endlich war ich offen dafür, und ich stellte mir vor, wie Max sich über mich freute, während auf dem Boden unter mir Strähne um Strähne landete. Und symbolisch damit auch die Pieks-Vergangenheit. Eine Stunde später massierte mir die Friseurin den Kopf. Ich schloss genießerisch die Augen. Tat das gut! Plötzlich griff sich die Friseurin meine Hand.

»Hier, fühlen Sie mal!«, sagte sie triumphierend.

Unter meinen dünnen schulterlangen Haarsträhnen war meine Kopfhaut ganz stoppelig. Ich hatte einen Igel. Es fühlte sich tatsächlich so an, als würde da noch mal eine zweite, ganz kurze Frisur darauf warten, rauszuwachsen.

»Da kommt schon wieder was! Ganz schön viel sogar. Das können wir uns schön zunutze machen, das stützt von unten schon ein bisschen und zaubert so mehr Fülle«, freute sich meine Haarfee.

So schnell! Dr. M. hatte recht gehabt. Ich schloss dankbar die Augen.

Als ich am Abend in den Speisesaal kam, nach einem langen Marsch in der Dämmerung über die winterlich-einsame Strandpromenade, strahlte mich Vanessa an.

»Du siehst jetzt aus wie du. Ich weiß, das klingt komisch, weil ich dich eigentlich kaum kenne. Aber anders kann ich es nicht ausdrücken.«

Ich wuschelte mir über den Kopf. Bis zu den Ohrläppchen war alles weg, und mein Haar war immer noch ungewöhnlich fein. Aber: Es war alles meins! Ich fühlte mich plötzlich so wohl um die Frisur, wie noch nie zuvor in meinem Leben.

Den neuen Haarschnitt feierten wir mit einer Partie Billard. Vanessa und ich spielten fast jeden Abend. Ich zwang mich inzwischen, nie vor 21 Uhr ins Bett zu gehen, damit ich mich wieder an normale Geschäftszeiten gewöhnte. Vanessa half mir dabei, und meistens blieben wir nicht lange alleine – wir waren mit Abstand die Jüngsten, dazu noch blond, und irgendein männlicher Mitpatient wollte uns immer zeigen, wie man den Queue richtig hielt. Meistens verzogen wir uns dann nach 20 Minuten und spazierten lachend und gackernd durch die Gänge zu unseren Zimmern. Diesmal steckte aber ein lieber Besuch sein Face ins Billardzimmer; meinen Lieblingssatz von Günther hatte ich schon fest in meinem Sprachschatz verankert. Es war Bo, ein junger Mann, der im Speisesaal drei Tische neben uns saß und durch zwei Sachen auffiel: sein liebes, freundliches Gesicht, das milde und schelmisch zugleich wirkte, und den schwarzen Kung-Fu-Anzug, den er jeden Tag trug. Er strahlte dadurch eine selbstbewusste Exotik aus und war uns Mädels so sympathisch, dass wir ihn seit drei Tagen zu jeder Mahlzeit laut grüßten, was er nur sehr zurückhaltend erwiderte. Seinen Namen kannten wir nur, weil wir heimlich auf das Namensschild geguckt hatten, das jeder an seinem Platz stehen hatte. Jetzt stand Bo unschlüssig im Türrahmen.

»Komm rein, dann kannst du uns gleich vor den anderen beschützen!«, strahlte Vanessa. »Ich glaube, die meisten denken, wir wollen jemanden abschleppen, weil wir hier jeden Abend spielen. Wenn du dabei bist, sehen alle, dass wir schon jemanden abgeschleppt haben!«, setzte sie zwinkernd hinzu.

»Ist das nicht schön, dass man mit einer schweren Krankheit im Schicksalswerdegang immer viel schneller zum Punkt kommt? Das vereinfacht doch alles!«, stellte Bo lachend fest, und sein frecher Spitzbart wackelte.

Er trug wieder einen schwarzen Kung-Fu-Anzug, aber ich sah sofort, dass die dezenten Verzierungen andere waren als noch beim Abendessen. Bo schloss die Tür, und wir stellten uns offiziell vor. Auch er hatte schon auf unsere Tischschilder geguckt.

Ab diesem Abend waren wir ein unzertrennliches Trio.

»Ich bin der stolzeste Mann der ganzen Kurklinik«, zwinkerte Bo öfter. Vanessa und ich lachten dann immer laut los.

Nach zwölf Tagen in Ahlbeck saßen wir drei beim Mittagessen – wir hatten inzwischen die Plätze getauscht, damit wir offiziell zusammensitzen konnten, und dabei hatten wir uns alle ein bisschen wie Kinder in der Jugendherberge und nicht wie mündige Erwachsene gefühlt – und quatschten über Gott und Welt. Es gab immer drei verschiedene Essen zur Auswahl, und ich war die Einzige mit Hacksteak und Gemüse am Tisch. Die anderen hatten Kartoffelpuffer und ich gierte die ganze Mittagspause nach den Tellern meiner Kurkumpels.

Als die Küchendame unseren Tisch abräumen wollte, fragte ich ohne nachzudenken, ob ich noch eine Portion Kartoffelpuffer haben könnte.

Die Frau strahlte mich an.

»Natürlich! Da freue ich mich sogar sehr drüber!«

Binnen zehn Minuten war mein Teller leer. Vanessa und Bo blieben die ganze Zeit still und guckten mir beinahe andächtig beim Mampfen zu. Erst als wir uns verabschiedeten, sagte Bo: »Bis heute Abend, du Siegerin!«

Ich lächelte zaghaft und schüttelte verwirrt den Kopf.

In meinem Zimmer traf es mich dann wie ein Blitz. Ich hatte ZWEI Mittagessen! Ich hatte APPETIT! Ich hatte alles restlos in mich reingefuttert! Und mir war nicht mal schlecht davon geworden! Ich blickte auf die zugeschneiten Kiefern vor meinem Fenster und hauchte immer wieder »Danke, danke, danke, danke!« gegen die Scheibe. Dann flitzte ich los zum Cardio-Training.

Es war, als wäre mit den Kartoffelpuffern ein Vorhang weggezogen wurden. Ich fraß plötzlich wie ein Scheunendrescher. Von einem Tag auf den anderen war meine Lust am Genuss wieder da. Ich bestellte bei der nächsten Visite eine Zwischenmahlzeit pro Tag und bekam zwei. Nun warteten in der Küche morgens und abends immer liebevoll zubereitete Häppchenteller auf mich, die ich mit auf mein Zimmer nehmen durfte. In freien Minuten saß ich vor meinem großen Fenster im Sessel, las und kaute Stullchen. Dass etwas so Kleines so einen Unterschied machen konnte! Manchmal hielt ich inne, weil ich vor Glückskribbeln kaum noch hinterschlucken konnte.

Von da an ging es aufwärts: Ich hielt bei allen Behandlungen mit und schaffte am späten Nachmittag trotzdem immer noch einen langen Spaziergang, den ich prinzipiell alleine machte. Ich sog die kristallklare Winterluft in meine Lungen und die wattige Schneestille in meine Seele. Von Tag zu Tag wurde mein Geist ruhiger. Und ich konnte es nicht fassen, wie wundervoll sich eine Genesung anfühlte. Ich wurde wieder gesund, daran bestand kein Zweifel mehr.

Beim Nordic Walking am Strand stiefelte ich inzwischen allen mit Abstand davon, und die Physiotherapeutin machte sich gar nicht mehr die Mühe, mich aufzuhalten. Sie sagte mir schon am Anfang der Tour den Wendepunkt, an dem ich dann auf die anderen warten sollte. Den Rückweg legte sie dann oft mit mir gemeinsam zurück.

»Es ist Wahnsinn, wie schnell alles wiederkommt! Wie mein Durchhaltevermögen von Tag zu Tag steigt!«, freute ich mich.

»Ja, das ist wirklich toll! Das liegt aber auch ganz stark daran, wie sich der Patient während der Therapie verhält. So schrecklich die Nebenwirkungen auch sind, aber wer zum Beispiel jeden Tag im Bett liegen muss oder aber auch im Bett liegen bleibt, der erholt sich viel schwerer. Da dauert das alles einfach länger. Das hängt natürlich auch mit dem Alter zusammen. Sie sind noch jung. Aber sie haben offensichtlich auch während des Interferons die Pobacken zusammengekniffen und sich gefordert. Sonst wären Sie nicht schon wieder so gut drauf.«

Während meine Walkingstöcke weiter in den Schnee spießten, guckte ich raus auf das vereiste Meer.

Das war nicht ich gewesen.

Das war alles Max.

Erst jetzt begriff ich, warum wir jeden Tag neue Milch oder Butter gebraucht hatten, warum er mich bis Kurbeginn immer wieder aus der Wohnung scheuchte. Ohne ihn wäre ich fast achtzehn Monate im Bett geblieben! Ohne nachzudenken!

Meine Tränen brannten heiß auf meinen Winterwangen. Ich war Max so dankbar, aber ich schämte mich auch.

Er hatte ALLES viel besser verstanden als ich.

Kurz vor Weihnachten kam ich vom Crosstrainer und hatte acht verpasste Anrufe auf meinem Handy, alle von Max. Ich rief sofort zurück.

»Was ist denn, Liebster? Kannst du Weihnachten doch nicht kommen?«

Max spielte die Hauptrolle in einem großen Weihnachtsmärchen, und ich befürchtete schon eine Weile, dass das Engagement über die Feiertage verlängert werden würde.

»Nein, Glöckchen, das klappt alles. Ich bin direkt am 24. da. Was aber viel wichtiger ist: Du darfst dich jetzt nicht so runterziehen lassen. Das hat nichts mit dir zu tun! Nicht in Panik verfallen! Du weißt, dass das bei jedem einen anderen Verlauf haben kann!«

Ich verstand nur Bahnhof.

»Häh? Ich bin doch total gut drauf. Mir geht es doch jeden Tag besser. Was meinst du denn?«

Max schien erleichtert.

»Ach Glöckchen, das finde ich toll, dass du damit so gut umgehst. Das hätte ich, ehrlich gesagt, nicht so gedacht.«

»Mit was denn? Was ist denn?«

»Na, hast du noch gar nicht die BUNTE gelesen oder dein Klatschmagazin geguckt?«

»Nö, ich gucke hier gar kein Fernsehen und lesen tue ich nur im Anti-Krebsbuch«, sagte ich stolz.

»Oh«, sagte Max.

»Was ist denn?«

»Scheiße, ich dachte du weißt das schon, ich hab mir den ganzen Tag solche Sorgen gemacht. Du kaufst dir doch immer die BUNTE!«

»Hier nicht.«

»Mist!«

»Sag endlich, was los ist!«

»Das ist jetzt so blöd. Aber gut: Du kennst doch die Celia von Bismarck ...«

»Na ›kennen‹ ist übertrieben, ich habe sie mal kurz interviewt. Das ist doch die, die dieses superelegante Kleid anhatte und so wortgewandt war. Eine nette Frau und so schön und klug. Die ist nur zehn Jahre älter als ich. Ach, mit 39 will ich auch mal so aussehen ...«

»Susanne, die ist gestorben.«

»Waaass? Warum denn?«

»Die hatte Krebs.«

Mir wurde schlagartig schlecht. Ich wusste genau, was jetzt kam.

»Was für welchen?«

»Ein malignes Melanom.«

Wie Max erwartet hatte, brach ich heulend zusammen. Und mit mir das noch wacklige innere Gerüst, das ich mir in den vergangenen Wochen so mühevoll aufgebaut hatte. Mit Taschentuch am Mund raste ich in die kleine Kurboutique und kaufte alle Klatschzeitungen. Fast alle schrieben darüber, und bei einigen war Celia von Bismarck auf der Titelseite. Darunter stand was von »Hautkrebs«, »39« und »Tod«. Kein Wunder, dass sich Max Sorgen um mich machte.

Ich las sämtliche Artikel, dann raste ich weiter in die Bibliothek und ging ins Internet.

Die Frau war innerhalb weniger Wochen gestorben. Das Melanom war in den Unterleib metastasiert. Angeblich hatte sie sich sechzehn Jahre zuvor schon einmal einen bösartigen Leberfleck entfernen lassen und war, aus welchen Gründen auch immer, nicht regelmäßig zur Nachkontrolle gegangen. Sechzehn Jahre, damit war man aus jeder Zehn-Jahre-Überlebensstatistik raus.

Ich ließ das Abendessen ausfallen und las den blauen Ratgeber »Hautkrebs« von der Krebshilfe. Diesmal wesentlich gründlicher als an dem Sommertag nach der Tumorberatung. Wo alles noch so frisch war. Und sich noch so anfühlte, als würde es mich gar nicht betreffen.

Ich googelte jedes Wort meines Befunds und sah zum ersten Mal, dass ein »noduläres malignes Melanom«, also meins, das mit der ungünstigsten Prognose war. Und der Rücken auch nicht unbedingt die beste Stelle dafür. Und dass ein malignes Melanom häufig auch in die Lunge und ins Gehirn metastasierte. Ich kam mir erschlagen vor und dumm. Erst jetzt, wo im Grunde genommen das dickste Ding vorbei war, wurde ich mir der Tragweite des Geschehens bewusst. Als hätte ich ERST JETZT die Diagnose begriffen. Jetzt, wo mir mein Leben plötzlich wieder so am Herzen lag. Oder besser gesagt: Jetzt, wo ich es zum ersten Mal aus ganzem Herzen liebte. Erst jetzt begann ich zu verstehen, was mir alles fehlen würde, wenn ich es nicht mehr hätte.

Am nächsten Tag lief ich wie Falschgeld die Treppen hoch zum Yoga. Diese Therapiestunden mochten alle am meisten, denn sie hatten die wenigste Krankenhausattitüde und fanden in einem riesigen Raum statt, dessen Wände nur aus Fenstern bestanden und der direkt zum Strand hinausging. Man hing quasi direkt über den zugefrorenen Wogen, und schon allein das war Balsam für die Seele. Gegen Ende der Stunde las die Yogalehrerin jedes Mal eine kleine Geschichte vor. Wir lagen dazu in Decken gewickelt auf unseren Matten, und es stand uns immer offen, entweder ihr zuzuhören oder für uns selbst zu meditieren. Ich driftete meistens ab mit meinen Gedanken. Manchmal schlief ich auch fast ein. Heute klinkte sich die Geschichte aber sofort in meine Inneres ein:

»Ich lese euch heute etwas vor, das mich immer wieder berührt. Ich habe die Geschichte auf der Internetplattform ›lichtkreis‹ gefunden. Wer möchte, kann ja da auch selber mal rumstöbern! Ich lese ›Das Märchen von der traurigen Traurigkeit‹ von Inge Wuthe:

Es war einmal eine kleine Frau, die einen staubigen Feldweg entlang lief. Sie war offenbar schon sehr alt, doch ihr Gang war leicht und ihr Lächeln hatte den unbekümmerten Glanz eines jungen Mädchens. Bei einer zusammengekauerten Gestalt, die am Wegesrand saß, blieb sie stehen und sah hinunter. ›Wer bist du?‹ Zwei fast leblose Augen blickten müde hinauf. ›Ich? Ich bin die Traurigkeit‹, flüsterte die Stimme stockend und so leise, dass sie kaum zu hören war. ›Ach, die Traurigkeit!‹, rief die kleine Frau erfreut aus, als würde sie eine alte Bekannte begrüßen. ›Du kennst mich?‹, fragte die Traurigkeit misstrauisch.

›Natürlich kenne ich dich!‹«

Ich fühlte mich wie die alte Frau in dem Märchen. Die Traurigkeit schien auf meinem Weg zu meinem ständigen Begleiter geworden zu sein. Und immer, wenn ich dachte, ich sei ihr entkommen, holte sie mich doch wieder ein. Offensichtlich ging das vielen Leuten so, denn die Traurigkeit beklagte sich gerade bei der alten Frau darüber, dass alle Menschen Angst vor ihr hatten und vor ihr flüchteten. Dabei wollte die Traurigkeit ihnen doch nur helfen.

Die Yogalehrerin las: »Ich helfe ihnen, ein Nest zu bauen, um ihre Wunden zu pflegen. Wer traurig ist, hat eine besonders dünne Haut. Manches Leid bricht wieder auf, wie eine schlecht verheilte Wunde, und das tut sehr weh. Aber nur, wer die Trauer zulässt und all die ungeweinten Tränen weint, kann seine Wunden wirklich heilen. Doch die Menschen wollen gar nicht, dass ich ihnen dabei helfe. Stattdessen schminken sie sich ein grelles Lachen über ihre Narben. Oder legen sich einen dicken Panzer aus Bitterkeit zu.«

Oder vergraben sich in den Nebenwirkungen des Interferons und denken nicht über des Pudels Kern nach. So wie ich. Warum sah ich die Traurigkeit immer nur als Feind und tat alles, damit sie rausging aus meinem Körper? Warum kam ich mir seit gestern nur wie ein Verlierer vor, bloß, weil ich Angst wieder zuließ? Ich hörte weiter zu.

»›Weine nur, Traurigkeit‹, flüsterte die alte Frau liebevoll. ›Ruh dich aus, damit du wieder Kraft sammeln kannst. Du sollst von nun an nicht mehr alleine wandern. Ich werde dich begleiten, damit die Mutlosigkeit nicht noch mehr Macht gewinnt.‹«

So eine kleine, alte Freundin wünschte ich mir auch. Eine, die mit mir wanderte und beherzt meinen fehlenden Mut ausglich.

»Die Traurigkeit hörte auf zu weinen. Sie richtete sich auf und betrachtete erstaunt ihre neue Gefährtin. ›Aber ... aber, wer bist du eigentlich?‹«

Ja, wer war dieser rettende Engel?

»›Ich?‹, sagte die kleine, alte Frau schmunzelnd, ›ICH BIN DIE HOFFNUNG!‹«

Ich lag auf meiner Yogamatte und schluchzte laut los.

Vanessa, Bo und ich hatten uns am letzten Adventssamstag mit ein paar anderen Patienten zum gemeinschaftlichen Plätzchenbacken angemeldet. Die Aktion stand unter der Aufsicht unserer Ernährungsberaterin, die an einem Tisch vor der Küche eine feierliche Einführung gab.

»Ich habe sehr schöne Rezepte für jeden Geschmack. Wir teilen uns auf und jede Gruppe widmet sich einem anderen Rezept. Dann mischen wir alles in diesen hübschen Tüten und verteilen die Plätzchen heute Abend vorm Essen. Das alles steht dann unter dem Motto ›Von Patienten für Patienten‹.«

»Oh nee, bitte nicht!«, rief Bo laut und wie aus der Pistole geschossen.

Alle Köpfe drehten sich mit einem Ruck zu ihm. Vanessa und ich mussten kichern. Die Ernährungsberaterin guckte pikiert.

»Was ist denn?«

»Wir machen das doch hier nicht unter so einem albernen Motto! Von Patienten für Patienten! Also wirklich!«

»Also, ich weiß nicht, was Sie haben, das ist doch eine sehr nette Idee ...«

»Das Verteilen mache ich ja auch gerne mit. Aber ich bin hier, weil ich dachte, wir machen so kurz vorm Fest eine lustige Weihnachtsbäckerei. Und nicht, dass wir mit Trauermiene irgendwelche Betroffenheits-Kekse backen!«

Vanessa und ich wieherten laut los, und nicht wenige schlossen sich uns an.

»Genau!«, rief ein anderer Mann. »Und ein bisschen Weihnachtsmusik können wir auch anmachen. Schließlich sterben wir hier alle noch nicht. Nicht wahr, Jungs und Mädels!«

»Yo, man!«, sagte Vanessa und es war um so cooler, weil es zur ihrer edlen Ausstrahlung gar nicht passte.

Die Ernährungsberaterin wurde ganz rot, und sie tat mir leid.

»Also, bis jetzt fanden alle das immer sehr hübsch. Aber gut, wir müssen es ja nicht unbedingt unter ein Motto stellen. Und ja, ein bisschen Musik kann auch nicht schaden!«

Wir standen vier Stunden in der Küche und buken wie die Weltmeister. Mit einem Tablett voller Kokosmakronen kam Bo zu mir, ließ mich naschen und sagte: »Weißt du, ich werde wütend, wenn mir jemand sagen will, wie ich mich fühlen soll, nur weil ich schwer krank bin. Ich bin doch immer noch ich, oder?«

»Da hast du völlig recht. Nur, bei mir ist es so, dass ich seit dem Krebs oft gar nicht mehr weiß, wer ich eigentlich war. Und wer ich eigentlich bin. Ich fühle mich wie neugeboren, aber nicht im Sinne von fit, sondern von orientierungslos. Und verletzlich.«

»Ich hab mal gehört, dass es zwei Gruppen von Krebspatienten gibt. Die einen werden härter, die anderen weicher.«

»Dann werde ich eindeutig weicher. So viel nachgedacht habe ich noch nie. Und ich habe auch noch nie so sehr das Leben geschätzt wie jetzt. Was für ein Genuss das ist, wenn einem ein Essen schmeckt. Oder man durchschläft. Welche Schönheit in Schnee liegt oder in Vogelgesang. Ich möchte mich im Moment verneigen vor der Natur, der Welt und jedem, der es gut mit mir meint.«

Bo streichelte mir kurz über die Wange.

»Ja, dann wirst du wirklich nicht härter. Aber stärker!«

Am Abend sangen wir schief und krumm »In der Weihnachtsbäckerei«, als wir unsere Kekstüten auf die Tische legten. Wir fühlten uns frech und rebellisch. Denn wenn die Traurigkeit stets von der Hoffnung begleitet wurde, konnte man der Betroffenheit getrost mal den Stinkefinger zeigen.

Ich probierte neue Unterwäsche, die ich noch in Leipzig extra für das weihnachtliche Wiedersehen mit Max gekauft hatte. Ein Hauch von Sünde musste sein, auch in der Rehaklinik. Ich kriegte den Spitzenschlüppi nur mit Mühe über meine Hüften. Ich drehte und wendete mich vor dem bodenlangen Spiegel im Zimmerflur und beguckte mich von allen Seiten. Ich erkannte mich nicht wieder. Das dürre Ding hatte seine weiblichen Rundungen wieder. Und zusätzlich noch einen neuen Hintern bekommen. Eine XXL-Ausgabe, für meine Begriffe. Mit Dellen.

Ich schrieb Vanessa eine SMS, und fünf Minuten später guckten wir zu zweit auf meinen Arsch.

»Also, das gibt es doch nicht. Da gibt man sich alle Mühe beim Gesundwerden – und was ist der Lohn? Cellulite!«

»Geht doch noch. Das sieht Max gar nicht!«

»Das sagst du nur, weil du mich gerne hast!«

»Mit ein bisschen Sport hast du das schnell wieder weg!«

»Ich mach doch jeden Tag schon Sport!«

»Ja, Kursport!«

»Ich habe eine Yoga-DVD mit. Die hab ich aber ewig nicht mehr durchgeschafft!«

»Los, die machen wir jetzt!« Vanessa war Feuer und Flamme. Wir stöhnten und ächzten die ganze Zeit. Zweimal kippten wir vor Lachen um, weil wir so laut gejammert hatten. Am Ende lagen wir verschwitzt und schwer atmend auf dem Fußboden. Wir hatten durchgeturnt. Ohne Pause.

»So leicht ums Herz war mir schon lange nicht mehr!«, sagte ich zu Vanessa.

»Mir auch nicht!«

Wir nahmen uns bei den Händen und lagen lange so da.

Am Vormittag des Heiligen Abends kamen endlich unsere Männer. Alle Tische in der Kurklinik wurden umgebaut, so dass jeder mit seinen Liebsten zusammen sitzen konnte. Wir nahmen wie selbstverständlich Bo in unsere Mitte.

Max freute sich über meinen neuen Po.

»Endlich mal wieder was dran an dir!«, lobte er und gab mir auf dem Weg in mein Zimmer mitten im Gang heimlich einen kleinen Klaps. Ich kicherte laut und fühlte mich wie in einem Film von Loriot.

Zum Abendbrot gab es ein Galabuffet wie im Hotel. Vorher stellten sich alle diensthabenden Küchenfrauen auf und sangen Weihnachtslieder für uns. Vanessa und ich heulten. Auch die Männer waren gerührt.

Die Feiertage verbrachten wir nonstop draußen. Wie Polarforscher stapften wir durch den Schnee, und weil ich nun Max an meiner Seite hatte, musste ich die weiche Watte, die mich die letzten Wochen umgeben hatte, plötzlich teilen. Es klappte problemlos.

Meine Reha neigte sich dem Ende zu. Bei der letzten Einheit Nordic Walking pirschte sich ein Mitpatient an mich ran. »Sag mal, meine Kleene? Warum bist du eigentlich hier? Das frage ich mich schon die ganze Zeit mit meinen Tischkumpels.«

Obwohl wir uns hier alle sehr offen über unsere Krankheiten austauschten, fand ich die Art, die er fragte, ziemlich respektlos. »Was denkst du denn, was ich habe?«, fragte ich deshalb.

»Ich denke, du hast Asthma.«

»Das ist falsch. Ich habe Krebs.«

Der Mann guckte doof.

»Aber wir dachten alle, du hast Asthma!«

»Falsch gedacht«, sagte ich und stakte wütend davon.

Mir fielen die befremdeten Blicke in Schmannewitz ein, als ich das erste Mal dort durch den Speisesaal ging. Damals hatte ich ganz am Anfang meiner Reise gestanden. Und damals dachte ich genau dasselbe wie jetzt: Warum durfte man, nur weil man jung war, keinen Krebs haben?

Drei Tage vor Silvester hatte Vanessa beim Mittag eine Top-Idee: »Lasst uns doch nach Polen fahren. Zum Abendbrot!« Sofort quietschte ich los: »Jaaaa! Wir machen eine Auslandsreise!«

Unsere Männer machten den Spaß mit, und so saßen wir am Abend statt im Speisesaal in einer urigen Gaststätte und bestellten ausschließlich polnische Gerichte in drei Gängen. Schon nach der Hälfte platzten wir fast, weil alles so deftig war. Aber wir hatten Zeit und waren zusammen. Wir quatschten, bis wir alle rote Köpfchen hatten. Ich saß da, mampfte meinen Nachtisch und blickte in ausschließlich glückliche Gesichter. Hätte ich in die umgekehrte Richtung gucken können, hätte ich gesehen, dass meins genauso aussah. Mich durchflutete eine ungeahnte Dankbarkeit.

In den letzten anderthalb Jahren hatte mich das Leben durch eine wilde Achterbahn gezwungen. Und ich hatte das Gefühl, dass ich in der Zeit nicht nur komplett durchgewirbelt worden war, sondern auch noch von innen nach außen gekehrt Richtung Ausgang wankte.

Aber ich war da.

Hier und jetzt.

Und in drei Wochen würde ich wieder arbeiten gehen.

Ich hatte mich entpuppt. Fürs Erste.

Wieder ein Tag im Juni: Es ist wieder Freitag, und meine OP liegt eine Woche zurück. Ich hatte das ganze letzte Wochenende nonstop auf der Couch gelegen und Montag wieder meine Sendung moderiert. Niemand hatte gemerkt, was mit mir los ist. Mein leichtes Humpeln hatte ich mit »Fuß verknackst« begründet, den wahren Grund kannten nur die Kollegen, die mit mir eng befreundet waren. Allen voran René.

»Hast du schon einen Anruf bekommen?«, fragt er mich und guckt mich mit seinen großen blauen Augen liebevoll an. Er meint den Befund. Heute kommen die Ergebnisse aus der Histologie zurück.

»Nee, ich soll mich bei denen melden.«

»Dann ruf jetzt an!«

Ich habe die Schwester dran. Ich höre durch die Leitung, wie sie auf ihrer Tastatur rumtippt. Dann sagt sie: »Oh, da müssen Sie bitte mit dem Arzt direkt reden. Der operiert aber gerade. Ich sag ihm Bescheid, dass er Sie zurückruft. Das wird aber nichts vor dem späten Nachmittag.«

Mir rutscht das Herz in die Hose. Warum sagt sie nicht einfach: »Alles in Ordnung. Und tschüss!«?

»Bestimmt wegen Datenschutz! Das hat sicher nichts zu heißen!«, sagt René.

Dann nimmt er meine Hand. Wir gucken uns beide an und schütteln wortlos die Köpfe. Es darf nicht sein. Bitte. Ich lenke mich mit Arbeit ab und erledige alles, was ich auf die nächste Woche schieben wollte. Nur nicht nachdenken. Mein Telefon liegt vor mir, auf den lautesten Klingelton gestellt, und bleibt stumm.

Ich poste auf Facebook »Schönes Wochenende!« mit einem Lachbild von mir und sterbe dabei vor Angst.

Gerade als ich das Auto vor meinem Haus einparke, klingelt endlich das Telefon. Ich hebe sofort ab. Der Motor läuft noch.

»Frau Klehn, ich bin's. Ich habe Sie letzten Freitag operiert. Also, ich habe hier Ihren Befund ...«

Bitte!

Bitte, Bitte!

»Also, das war nichts. Eine stinknormal gutartige Veränderung, wie sie im Lehrbuch steht! Da können Sie ganz beruhigt sein! Es war aber trotzdem richtig, dass wir das entfernt haben. Lieber Vorsicht, als Nachsicht. Dann alles Gute und ein schönes Wochenende!«

Oh, Gott sei Dank! Gott sei Dank!

Ich atme aus und sitze für ein paar Sekunden wie betäubt da und gucke aufs Lenkrad. Dann ist mir wie Losweinen, aber stattdessen halte ich mir noch mal das Telefon ans Ohr. Es klingelt nur einmal.

»Und? Weißt du was?«

»Max! Es ist alles in Ordnung. Eine stinknormale gutartige Veränderung, hat der Arzt gesagt. O Gott, ich bin so froh!«

»Ich erst mal! Das glaubst du gar nicht! Aber das wusste ich! Das konnte nichts sein. Ein ganz gesundes Glöckchen bist du nämlich. Keine Krankheit der Welt kann dich mir wegnehmen. Ich liebe dich!«

100 Prozent vom Glück.

MIX
Papier aus verantwortungsvollen Quellen
FSC® C014496

ISBN 978-3-359-02457-6

Umschlaggestaltung: Buchgut, Berlin
unter Verwendung eines Motivs von Marco Prosch
Druck und Bindung: GGP Media GmbH, Pößneck

Die Bücher des Eulenspiegel Verlags erscheinen
in der Eulenspiegel Verlagsgruppe.

www.eulenspiegel-verlagsgruppe.de